訪問歯科で威力を発揮する "食支援"

―歯ブラシ1本から看取りの歯科医療まで―

寺本 浩平

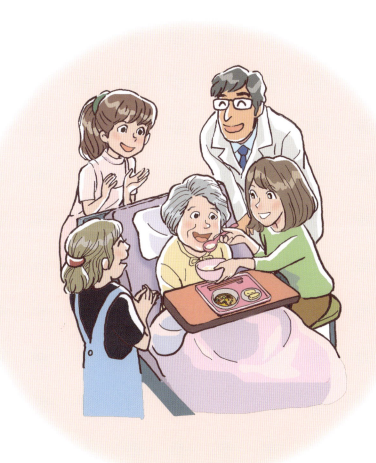

医学情報社

はじめに

　私は年に何度も講演させていただいていますが、その内容を文字にするのはなかなか難しいと感じてきました。高齢者の方への口腔ケアや治療はともかく、要介護の方やそのご家族への心のケアなどをハウツー論で語ることができないからです。そのため、本書では、思い切って講演内容をもとに読本風にまとめてみました。それ故に、口語や不適切な表現が目立ちますが、本書の主旨とお考えいただきご容赦いただければと思います。

　あくまでこの本は、この分野に興味がある、あるいはこれから始めたい、始めたけれど行き詰まっているというような若手歯科医師や歯科衛生士を対象に書いています。ですから、成書というよりは入門書のようなイメージで読んで下さい。

　訪問歯科や食支援を教科書的に学ぼうとすると、現場に出る前に覚えることが多すぎて、つい二の足を踏んでしまいます。たしかに、結果的には広範囲におよぶ知識と対応が必要になってきますが、それは実際に体験した後から学べばよいのです。イメージがつかないものを学ぶのは非効率ですし、元来臨床とはそういうものだと思います。

　実は私自身がそうでした。十数年前、当時は"食支援"などという言葉は歯科とはほぼ無縁の世界だったころ、学ぶ余地も暇もなく、初めて車椅子の患者さんを拝見しました。普通に対応をしていると、やがてむせが起きてきます。認知症の影響で指示がききません。今まで習ってきたことがまるで通用しないとわかったときに、初めて本気の学習意欲が湧きました。

　現在は多くの本が出版されていますし、この分野の学会も大いに盛り上がりをみせる時代になりました。勉強する機会も格段に増えていますが、イメージを持つことがとても大切なことだと思います。

　この本は臨床例を紹介しながら話を進めています。実際に現場に足を踏み入れたその瞬間を想像し、進め方に対するイメージをつかんでいただきたいと思っています。そして、この分野を通して、歯科医療従事者である前に、一人間として何かを感じていただければ本望です。また、本書が明日への臨床の一助となることを祈ります。

　この場をお借りして、日頃の講演ならびに本書に症例写真、資料をご提供いただいた植田耕一郎先生、戸原玄先生、武原格先生、横山雄士先生に厚く御礼を申し上げ、現場で一緒に頑張っているスタッフにあらためて感謝申し上げます。

寺本　浩平

目　次

プロローグ ……………………………………………………………… 6
　長く生きるということ／8

第I章　訪問歯科で行うこと ……………………………………… 16
　突然来院できなくなる／16
　ライフステージに即した対応／18
　歯ブラシ1本持って出かけると／19
　　● ケース1／19
　　● ケース2／20
　　● ケース3／20
　歯科としてやるべきこと／21
　病院の患者さんへは?／22
　施設の利用者さんへは?／24
　在宅の患者さんへは?／25
　要介護高齢者の口腔内／28

第II章　専門的口腔ケア ………………………………………… 34
　口腔衛生管理／34
　指導の範囲、専門職の行う範囲／38
　口腔機能管理／39

第III章　食事を診る ……………………………………………… 42
　プッチンプリンの衝撃!!／42
　食事を診る／43
　　● 姿勢／44
　　● 食べる物／45
　　● 食べ方／47
　ゴックンむせの体験／48
　　● 猫背嚥下（姿勢）／48
　　● 息吐き出し嚥下（呼吸・咳の強さ）／48
　　● 舌不動嚥下（上向き嚥下）／49
　歯だけでなく軟組織、口腔機能を診ること／49
　スクリーニングテスト／51
　　● RSST／51

● MWST ／ 52

● FT ／ 52

● 咳テスト ／ 54

【設問 1】／ 54

【設問 2】／ 55

第Ⅳ章　摂食嚥下機能の精査 …………………………………………… 56

VF と VE ／ 56

VF（嚥下造影）検査／ 57

VE（嚥下内視鏡）検査／ 60

VE の実際／ 63

第Ⅴ章　摂食機能療法 ……………………………………………………… 68

まず現状の改善を／ 68

症状に応じたリハビリテーションを／ 69

● 食事中むせが多い／ 70

● 喉がゴロゴロする／ 70

● 咳がうまくできない／ 71

摂食嚥下の 5 期に対応した訓練／ 73

実際の症例／ 74

● 食べている人の例／ 74

● 食べていない人の例／ 76

0 と 1 の違い／ 78

ゴールの共有が大切／ 79

第Ⅵ章　ケアにおける「心」の問題 ………………………………… 82

認知症の方との接し方／ 82

ナチュラルステージ／ 83

介護する人のケアも／ 85

結果ではなくプロセス／ 86

"聞く"という歯科医療／ 88

食べる、食べない、食べられないだけではなく／ 89

「食の彩り」を最後まで／ 91

プロローグ

　私は歯科医師になって約20年になりますが、学生時代には、摂食嚥下の分野の教育は受けていませんでした。当然、当時の国家試験には摂食嚥下に関することは出題されなかったわけです。6年間の中で、食事中にむせたり、詰まったり、食べこぼしたり、食事に2時間もかかるような方たちを対象にした教育はありませんでした。

　2000年に日本大学を卒業してからは、大学院で補綴を学び、局部床義歯学講座に進みました。4年間、補綴を勉強して、それなりに義歯の治療に自信を持って大学院を卒業しました。その年に日大歯学部に摂食機能療法学講座という講座が、29大学の中で初めてできました。

　そこに、皆さんよくご存じの植田耕一郎先生が、日大歯学部に新潟からお1人でいらしており、医局員が誰もいませんでした。何をする講座か全くわからないので、植田先生以外、歯科医師がいませんでした。そういう所に、私がたまたま、生理学で脳神経の研究をして大学院を卒業していた関係で「寺本少し、そこに枠が空いてるから、行ってみたら」と生理学教授にいわれたのが始まりでした。

　ですから私は、高齢者に関することに興味があったのではなく、認知症や脳梗塞についてはよくわからない段階で見た世界がここでした。ここで自分なりに自信を持ってやれる歯科治療が、いわゆる補綴治療です。それをどのように患者さんに提供するのかと植田教授に聞いても、「私の背中を見てなさい」みたいなことをいわれるばかりでした。

　しかし、患者さんが日大歯学部の歯科病院に全くいません。当時、車椅子で大学病院に来る人はいなかったですし、患者さんがいないので、どうやって勉強していいかわからなかったのです。隣が医学部の附属病院でしたので、そこに植田教授と私と2人で、いわゆる営業活動をしに行きました。「こんなことできますよ」、「寝たきりの方の口の中、治せますから」というところから入っていきました。「飲み込みを診ますよ」などとおこがましいことはいえませんでした。植田経授はもちろん診れます。しかし、まだこの分野が浸透していた時代ではありませんでした。

　「まずは歯を診に行こう」と、寝たきりになっていて、放置されて家の中で口腔が崩壊状態のままでいる人たちに光を当てることからスタートしました。歯ブラシを1本持って行こうというその発想は、いまだに変わりません。

　ところが、補綴されていても全く義歯が合わない、入れ歯が落ちて仕方がないという人が多いのです。「先生、診てください」という患者さんが、1人、2人と増えて来ます。そして、徹底的にその患者さんに補綴治療を施しました。しかし「入れ歯は全く落ちないし完璧ですが、やはり食事中むせてしまいます」といわれます。また、

食べられなくて口からこぼす、あるいは、流涎（よだれ）が垂れるということは何も変わりません。食事はいまだ２時間かかってしまうので、何とかしてほしいといわれます。その時点で、補綴しか勉強してなかった私は、お手上げ状態になって、そこから先を診ることができませんでした。

私たちは"形態回復"の医療を進めていました。いわゆる口腔ケアから始まり、う蝕処置、歯周処置をして、そして、補綴をするという、まず歯と、食べるための道具をしっかり作るのですが、その道具を使いこなせない人たちに対して、機能評価をしていかなくてはならないということに、少しずつ気付いていくわけです。それがこの本の主題に結びつく、いわゆる摂食嚥下機能評価や、スクリーニングテスト、もしくは精査や、摂食嚥下リハビリテーションの世界です。

今では歯科衛生士もやりましょうというようになっています。20年くらい前がその発端だったと思います。それまでの歯科界では、摂食嚥下のセミナーの参加者を募っても人が少ないような時代でした。今はどこに行っても、本当にたくさんの方が休みを返上していらしてくださいます。

今回述べる内容では、摂食嚥下障害という名前をなるべく出していません。摂食嚥下障害というのは、食事がうまくいかないことの１つに過ぎないからです。

イメージしてください。食事を診に行くということは、喉を診に行くだけではありません。これから介護現場に行ったときに、歯科衛生士は口腔ケアをした少し後に、「この方、むせるんで、食事の状況を診てもらってもいいですか」という状況になることが多くなってくると思います。これからそういう様相がますます増えていきます。

なぜなら、介護のハンドブックには、食事の機能を評価するのは、医師・歯科医師もしくは歯科衛生士であると書かれているからです。医科、看護・介護の方ではそう思ってるけれど、歯科では受け皿が少ない状況です。この本を読んで、食事を診に行ってアドバイスができる歯科衛生士というイメージを習得して、ある程度理解すると、明日から現場で生かせると思います。誤嚥を見つけて、リハビリ等で治そうとはあまり思わないでください。

私は現場をずっとやっていて、誤嚥をしている患者さんが誤嚥性肺炎で亡くなっていく姿をたくさん見ています。昔だったら60歳代で亡くなっていたのが、80歳代、90歳代まで生き長らえるようになってくれば、人生の最期の辺りに、誤嚥などが自然な流れとして付いてきます。"障害"というのも、本当はおかしな話だと思っています。それは、加齢に伴った自然な現象です。そのものを回避するのではなくて、どう向き合っていくかだと思います。そのことに加えて、食べることは何なのか、食べる喜びとは何なのか、食の人生とは何なのかという人生観のようなことも関わってくるので、この分野は画一的ではありません。ですから基本的に悩んでもいい分野だと思っています。

最初にこれをいうと、なかなか伝わりづらいですが、最後にはそういう感覚になっていただきたいので、最初にこの話をあえてしています。ですから、私がやっている入門的セミナーのタイトルは『食支援につながる訪問歯科のすすめ』としていますが、それはたまたまキャッチーな言

葉として訪問歯科というものを出しているだけであって、私は訪問歯科をお勧めしているわけではないという話もこれからしていきます。

長く生きるということ

図1aは磯野波平さんです。日本の代表的マンガ『サザエさん』の設定の中で波平さんは何歳だと思いますか。

昭和30年（1955年）頃に登場した『サザエさん』の準主人公である波平さんは、実は54歳です。しかし、髪の毛が1本しかありません。こういう人が、昭和30年頃の54歳の平均的なイメージでした。対して2019年現在、図1bの郷ひろみさんは何歳かご存じでしょうか。64歳です。郷ひろみさんは、少し特殊かもしれませんが、一般的に考えても老人のイメージではありません。とても元気なイメージがあり、今は54歳で波平さんのような人はあまりいません。

では一体これは何が起きたのでしょうか。現在と、昭和30年頃で、日本人において、あるいは日本国において、何が変わったのでしょうか。それは、平均寿命です。

少し平均寿命のデータを調べてみました（図2）。すると、2014年では女性の平均寿命が86歳で、男性は80歳です。2018年では、女性では87歳を越え、男性は81歳を越えています。世界でもトップクラスの長寿です。これは医学の進歩で、非常に喜ばしいことです。

一方、波平さんの時代の平均寿命を見ると、1960年代では65歳だったのです。ですから、波平さんがあのような容貌でも理解できます。当時の定年の多くが55歳です。波平さんはそう考えると、1年後に定年退職をして隠居し、それから10年後に死んでしまうというのが平均的だった時代ということです。65歳で亡くなってしまっていたといういいかたを一般的にはしますが、

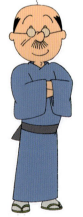
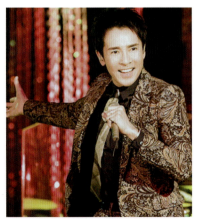

図1a 磯野波平さん 54歳／1955年頃（昭和30年頃）：サザエさん公式ホームページより

図1b 郷ひろみさん 63歳／2018年（平成30年）：HIROMI GO OFFICIAL WEBSITE より

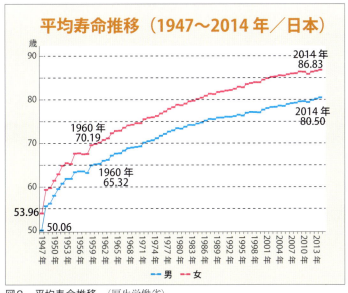

図2　平均寿命推移　（厚生労働省）

　ここではあえて「亡くなってくれていた」という表現をしてみましょう。「ピンピンコロリ」という言葉を知っていますか。当時は比較的コロリと亡くなっていたのです。

　ところで現在の日本人の全体的な死因、第1位は何でしょうか。癌です。悪性新生物です。2位は何だと思いますか。心疾患です。この2つは大体変わりません。3位に肺炎や脳梗塞や老衰がいったり来たりしています。

　実は、ずっと以前から肺炎が浮上していたのではなく、6年前に初めて3位になっています。肺炎の順位はそこから上下しており、年によっては、3位は脳血管疾患のときもあります。今までは、癌、心疾患、脳血管疾患が絶対的でしたが、その3位を時々脅かすのが、肺炎になったので「日本では、肺炎で死んでしまう人がそんなに多いのか」となり、この分野がゆっくりとクローズアップされてきました。

　先程波平さんが、65歳で亡くなってしまうといういい方をしましたが、そのときの死因の第1位は、現在の癌ではありませんでした。実は脳血管疾患が断然1位でした。癌と心疾患の順位は、常に変わりませんが、脳血管疾患だけが、断然1位だったのに、どんどん順位が下がってきています。

　つまり、波平さんの頃は、平均的に65歳くらいで亡くなる多くの方は、脳血管疾患で命を落としていました。しかし現在は、脳梗塞で倒れてICUに運ばれる人たちの多くが助かる時代になりました。脳血管疾患によって、入院する、あるいは外来にかかる人たちの受療率は、基本的には右肩上がりで、やはり食が欧米化していたり、ストレス社会になってることで、むしろ増えています。脳梗塞の死亡率は、下がっていますが、解決された病気ではありません。ただ、そのまま亡くなっていた人が減ったのです。命が助かるのです。昭和30年頃では、助かりませんでした。

9

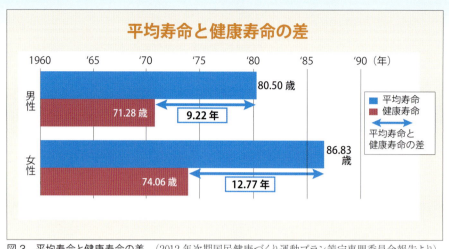

図3　平均寿命と健康寿命の差　（2012年次期国民健康づくり運動プラン策定専門委員会報告より）

　しかし、現在は助かってしまう時代になったといういい方を、あえてしましょう。助かってくれてありがたいのですが、助かったけれども、そのまま"命拾いした"といって万歳して、じゃあ来週からジムに行こうという人はいません。やはり手や足や、あるいは口や喉に、麻痺などの障害を抱えながら、それから先の10年、20年を生きなければならない時代になったともいえます。

　そこで先ほどの健康寿命という話が出てきます。現在、男性は80年間生きるという時代になりました。しかし、ご自身の力で、当たり前のように日常生活が送れる平均寿命は、いまだに71歳です（図3）。波平さんの頃と、実はあまり変わりません。女性にいたっては、86年間生きても、日常生活が支障なくできるのが、74歳までです。引き算した、男性では9年、女性では12年という時期が、要介護期間ということになって、訪問診療の対象となる方たちです。病院、施設、在宅にいて、9年間も12年間も、ここから先も生きていく方たちです。この方たちの要介護期間に対して、かつての20年以上前の歯科医学の教育では対応されておらず、71歳までの方たちの口の中を治せばいいという教育を受けてきました。この領域に対して、著しく歯科は弱かったのです。

　ですから、私がこの分野に入って、最初の頃は患者さんにタッチできませんでした。最初は患者がいなかったと述べましたが、そのうち増えていきました。その後、爆発的に増えてくことになったのですが、そのときに、この世界にいた私が、最初に見たものは何かというと、「口の中を開けてください」といって診た図4の様な口腔内でした。これは、10年ぐらい前だと、歯科衛生士会や歯科医師会でも驚きの声が結構上がりましたが、いまは割と静かになりました。なぜなら、あまり珍しくなくなったからです。そして歯科医師、歯科衛生士はこれを診たら、すぐに口腔ケアに向かいたくなるわけです。

　しかし経験されていると思いますが、まず口腔内をきれいにしようと思っても、歯ブラシを外来の患者さんと同じように当てると嫌がられてしまうことがあります。当然、脳梗塞の後、1年

以上放置されると、普通のブラッシングの圧だと、強い痛みが出る場合があります。出血はもちろんするかもしれませんが、まずここに感覚異常が起きているということに、違和感を感じていただきたいのです。

　ブラッシングが嫌だといわれて、それを見た周りの人たちが「この人は、いつも口腔ケアを拒否するんです」といわれますが、私からいわせれば、拒否でも何でもなく本当に痛いのです。

　ガムラビングとは、まず指の腹で歯肉に刺激をゆっくり加えてマッサージすることを指します。まず歯ブラシ1本入る前に、ガムラビングをしましょうというのも、感覚の閾値が低下してるケースが、圧倒的に多いからです。外的刺激が入らない。歯ブラシを自分でしていない。もしくは、しゃべる機会が少ない状況があります。食べるといっても、そんなに強く食べられないので、外的刺激が弱くなると、粘膜や皮膚は疼痛閾値が下がります。痛くなる段階が、5だった人が、3で痛くなるという状況のことです。

　私たちにとっては歯ブラシを普通に当てて痛いわけがありません。3の力が患者さんにしてみれば、10にも20にも感じるということを理解して、口腔ケアに入る必要性があります。嫌がってなどいなくて、本当に痛いのです。それを知っているか、知っていないかだけで全然違います。そしてそれがまた、優しさにつながります。「嫌がらないでください」ではなくて、「ごめんなさいね」といえるのです。「このぐらいの力でも痛いですよね、少しずつやっていくと、来週はもう少し痛くなくなってきますから、そこまでやってきれいにしていきましょう。きょうはここまでにしましょう」といえます。ただ単純に優しいのではなく、知識が優しくさせているのです。ですから、"疼痛閾値の低下"ということをよく知っておいてください。よく口腔の評価をしましょうというのは、例えばそういうことです。

　図4のような口を診れば確かにきれいにしたくなります。ただされに少し気になるのが、口腔内に付着してる矢印のラーメンです。この口の状態でこの患者さんはラーメン等を常食として食べているというところが気になってくるわけです。

　「ご飯はどうしてますか？」と聞くと、他の方たちとほぼ同じで、少しご飯を柔らかくぐらい

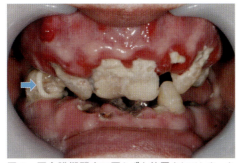

図4　要介護期間中に図らずも放置されてしまった口腔内。口腔ケアをさせてくれないのではなく、本当にイタイ！（横山雄士先生ご提供）

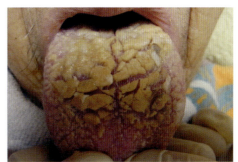

図5　舌にこびりついた細菌の塊（舌苔）

はしていますということで、驚きました。昨日のメニューは何だったのか聞くと、鶏の唐揚げを食べたということでしたが、それが本当に食べられているのかわからず、在宅なので誰も見てくれる人がいませんから、違和感を覚えているのは私だけなのかなと思いました。しかし、さらにいつ頃に食べたか聞いたら、朝に食べたので、3時間前だということでした。

　ここで違和感を感じてください。3時間もラーメンが口腔内に残っていて、平気でいられる人は普通いません。なぜなら、こんな所にラーメンがあったら、変な感覚があって気持ちが悪いはずです。あるのは十分わかっていても、舌が動いていればぬぐえるはずですし、どうも変ではないかとかんがえられます。この患者さんに舌を出してくださいというと舌もきちんとシグナルを出しています。

　図5の舌をどう考えますか。舌苔がすごく付着しているから除去をしようと一所懸命頑張ることは、大事なことですが、この原因は実は舌が動いていないことにあります。

　次に、「昨日、唐揚げも食べたといっていましたが、結構むせたりしませんか」というような質問に変えてみます。すると、最近すごくむせていることや、唐揚げを食べるのにも、1時間半はかかって食べているなどという話になります。「わかりました、私は食べる機能の専門家なので、喉の検査をしましょう、大学病院にお連れします」といって、VF（swallowing videofluorography：嚥下造影検査）を撮る様な流れになるのです。

　口の中は、その人の体の機能の状態や口腔機能を表しています。去年から口腔機能低下症という病名が出て、ますます注目されていますが、患者さんの食生活や口腔機能の状態を診て、この方の場合は、病院でVFを撮りました。

　VF（図6）は見たことがあるでしょうか。

　気管支は体の前側、いわゆるお腹側にドラム缶のように開いているので、ふたが必要です。その気管の少し後ろ側の背中側に、細い食道があります。この食道は普段から閉じていなかったら、食べた物が上がってきてしまうので、普段は閉じていますが、飲む瞬間だけパッと開きます。と

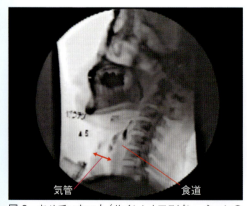

図6　むせていない人（サイレントアスピレーションの患者）要介護者の死因は誤嚥が元になることも多い！

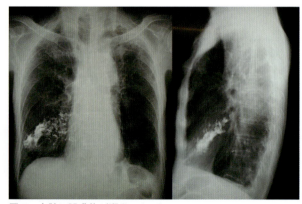

図7　右肺に誤嚥物が溜まっている

同時に、気管のふたが約 0.8 秒ぐらいでパッと閉じます。しかし、この患者さんは、まるっきり嚥下反射が起きないうちに誤嚥します。

　食道の入り口に飲食物が落ちたときに、誤嚥をしたと思う人がたまにいるのですが、それは特に問題ありません。食道の入り口で食物がとどまっていますが、その後にここから落ちていきました。この段階で、ドカドカドカと。さらに、こんなにも気管の中に食べ物が入ってるのに、この人は平然としています。通常は激しくむせるか、苦しくなるのですが、それがありません。これを、不顕性誤嚥といい、むせのない誤嚥を指します。こういう不顕性誤嚥の方はVFの記録を撮るとわかりますが、普段の現場ではどういった感じなのでしょうか。

　この方の食事介助について施設で聞くと「この方、本当に全然食べてもむせないし、どんどん食べてくれて、食事が15分で終わりますし、優等生です」といわれます。実際はその真逆で、誤嚥しているのにむせていないだけです。

　ですから、そういう人は、数カ月に一遍ぐらい、急に熱を出して入院し、肺炎といわれて、肺炎治癒でまた施設に帰ってきます。また帰ってきたから、また食事介助をします。そしてまた、数カ月するとまた熱を出して、そして入院して肺炎になって、また帰ってきます。ロボットではありませんから続きません。それを3、4回繰り返して亡くなってしまいます。

　要介護高齢者の死因第1位は肺炎です（**図8**）。頭が混乱しますね。日本人の死因1位は癌です。しかし、要介護高齢者の死因の第1位は、昔から肺炎です。こういったようなイメージを持ってください。

　この本では食事の話をしますので、まず誤嚥の話をしました。誤嚥というのは、誤って嚥下して、気管の中に垂れ込んでいくものです。もう1つ、食事介助をしていたり、食事を診たりしているときに、高齢者の中で起きてほしくないことがあるのですが、何でしょうか。窒息です。

　窒息と誤嚥は、同じ気管支に物が入るので、誤嚥のことを窒息という人もいますし、窒息のこ

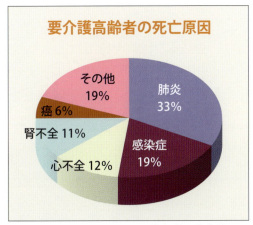

図8　要介護の人の死亡原因（「介護予防実践ハンドブック」社会保険研究所, 2002）による

とを誤嚥という人がいますが、これは全く意味が違います。

　窒息に関しては事故です。私は10年以上摂食嚥下の診療をしていますが、窒息で患者さんが亡くなったことが数回あります。窒息事故が起きたときは、警察が介入し、検死をします。そこに私と関係がなくてもアドバイザーとして呼ばれたことは少なくありません。

　誤嚥では警察には呼ばれません。誤嚥というのはじわじわ繰り返され、あるとき突然熱を出して、レントゲンを撮ると肺が真っ白だったということです。窒息は、顔が真っ青になって目の前で死に至ります。わかりやすくいうと、誤嚥でむせる人の顔は真っ赤っかになりますが、窒息して危ない人はチアノーゼで青くなります。そして処置しても駄目だったケースが窒息死ということです。

　肺炎になった患者さんは、誤嚥性肺炎に関していうと、原因の多くが右の肺の下葉です（**図7**）。肺は上葉、中葉、下葉といいますが、看護師さんに「右の下葉だったんですよ、瀰漫性の」というふうにいわれたら、これは誤嚥性肺炎だといってるようなものです。気管支の解剖学的な理由で右に落ちやすいからです。

　要介護高齢者の方の死亡原因の1位は肺炎ですが（**図8**）、一方、窒息は事故ですから、事故死のランキングを調べてみました（**図9**）。少し古いデータですが、昔は交通事故が1位でした。この交通事故は減ってきました。そしてここで、あるものに抜かれます。何に抜かれてるのか調べたら、やはり窒息です。窒息が、少しずつ右肩上がりに増えていき、交通事故死の人数を超して、年間に9,419人の方が亡くなっています。普通の3食のご飯で、窒息で亡くなる人が、年間約1万人ぐらいいるということです。

　これはあまり新聞などには出ていません。窒息というと、よく正月のお餅などをイメージしま

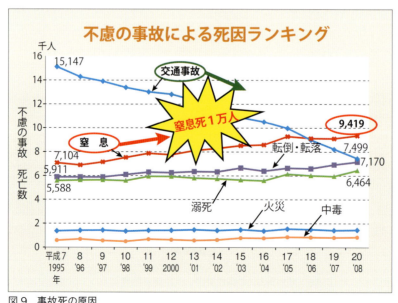

図9　事故死の原因

す。また、『蒟蒻畑』のカップゼリーは大きな問題になり、あのような食品の形状や固さについてはいわれ続けいていますが、その人数は、1万人におよぶはずもありません。要介護高齢者で、特に認知症の方などが独居で窒息しても大きなニュースになっていないからです。きちんとデータとして出ているので、我々が訪問歯科で食事を診に行くということは、こういった誤嚥と窒息を回避していくという有用な意味があるのだということは、覚えておいてください。

ただし、食事を診ることを怖がるのはやめましょう。窒息するかもしれないから怖いと思わないでください。これが怖かったら、こんな仕事はできません。続けるには理由があります。それを後述します。

訪問診療においてまず最初にやらなければならないところは、誤嚥と窒息をひたすら注目して、ケアに行くとか訓練するとかではなく、実際のところは、まだまだ普通の歯科治療が大事ですよという話をしておきたいです。

なぜなら、あえて嚥下評価と歯科治療を分けて、2015年頃に私のクリニックのデータを分析してみたことがあります。

私は摂食嚥下の専門医なので、医院のホームページに嚥下が診れますと書いてあるにもかかわらず、依頼が来るのは37％で、63％は歯科治療です（図10）。歯科治療がほとんどです。それに対して、37％が純粋に嚥下評価依頼です。歯科訪問診療は摂食嚥下ができないといけない、という流れが最近ありますが、37％の嚥下評価より、63％の歯科治療をまず診てもらいたい、歯科治療のほうがまだ足りてないといった実感があります。ですから、まずは歯科治療の部分に立ち戻っていかなければならないということを、私は強調したいと思います。どこから手を着けるのか、根本的な考え方をおさらいしていきたいと思います。

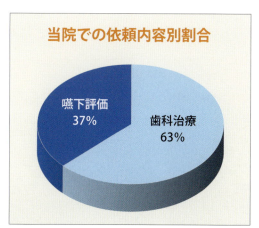

図10　嚥下裏リハビリ学会発表（2015年／京都）

第I章 訪問歯科で行うこと

　私の訪問診療について少しご紹介しましょう。**図 1-1** は、東京都のある団地に、ティッシュと歯ブラシセットを持って、歯科衛生士と2人で訪問しているところです。訪問診療は、すごく荷物が多いと思っている方がいらっしゃると思いますが、基本的に荷物は少量です。口腔ケアや義歯の修理は、極めてコンパクトにやりたいからです。**図 1-2** のように2人暮らしの高齢者の患者さんのお宅には荷物が多くて、ケアマネジャーさんもいるとスペースは限られてきます。私はここで義歯の修理をしています。患者さんの家に大きな機材などは持って行けません。最小限の物に、コンパクトにまとめて入れ歯の修理をします。

　この患者さんは、義歯が割れてしまい、ご飯が食べられなくなって1週間経っているので少し弱ってきています。義歯を直す（治す）ことにより、この日の夜から少しずつご飯が食べられるようになっていきました。久しぶりにおいしくて、楽しかったようです。このようなことも摂食嚥下障害への立派な対応ではないでしょうか。訪問治療で義歯は直せませんとか、義歯を直す前にこの患者さんは食べられませんといって、喉を評価し始めたら、意味が全くありません。義歯は直し、口腔ケアをする。当たり前のことです。動揺していた歯がただ痛くて食べられていなかったというケースも散見されます。しっかり口を診て、まずやるべきことをやる。これは、摂食機能療法のまず第一歩です。

突然来院できなくなる

　例えば、インプラントのメンテナンスで通院されていて、デンタルIQが高い方がいました。この方がくも膜下出血で倒れて、入院していたことがありました。アポイントも真面目に取る方で、無断キャンセルをすることはあまりない方でした。ところ

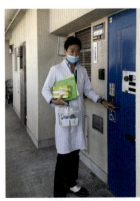 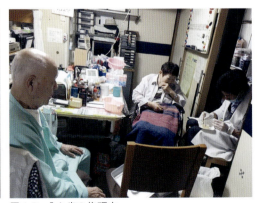

図 1-1　必要な材料のみ持参し向かいます　　図 1-2　入れ歯の修理中

が、急に来なくなったので、少し奇妙だと思い、普段はしないのですが、受付からご本人の家に電話をしてみたら、「実は、3カ月前にくも膜下で倒れて入院して、ようやく帰ってきたんです」ということでした。

　まず最初に、このようなことは、歯医者に伝わらないのだな…と思いました。急に倒れて救急車で運ばれて、生死の境をさまよったときに歯科医院のアポイントなどは忘れてしまいます。ですから、我々のほうから"行けます"といわなければなりません。「うちは訪問歯科をやっているので、もしよかったら、ご自宅に伺いますよ」といったら、奥さまが驚いていました。歯医者さんが家に来てくれるということがあるのですか、というようなことをおっしゃっていました。要は、必要なのに知られていないのです。

　そういった経緯で診に行ったら、**図1-3a**のような状況でした。寝たきりのインプラントの埋入例と書いていますが、残念ながら、非常にデンタルIQが高かったのに、3カ月後にこのような状態で家にいらっしゃいました。

　介護や訪問診療において、インプラントが悪いことだと今いわれていますが、私はインプラントが悪いとは思っていません。倒れてライフステージが変わったときにも、きちんと噛めるインプラントが元気なときに埋入されていれば、やはり咀嚼はできます。ただし、それは倒れた後、きっちりメンテナンスができた場合に限ります。もしその介入がないのであれば、インプラントはこれほど悲惨になることはありません。

　ですからインプラントが悪いのではありません。急に倒れた後に、インプラントを埋入した歯科医師や歯科衛生士たちがきちんとフォローアップできるかどうかだけの問題です。ですから、**図1-3b**の方はインプラントが入っていますが、きちんと歯科衛生士が管理をしていますので、この方のインプラントは非常にうまく働いています。インプラントをあの頃に入れといてよかったね、ということです。同じインプラントでも、その後ケアしていくかどうかで雲泥の差がでます。

寝たきりの方のインプラント埋入例

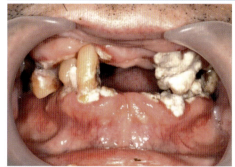 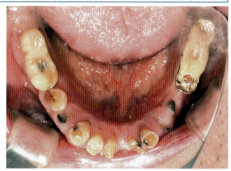

図1-3a　放置されると、どこにインプラントが埋入されているかわからない　　図1-3b　口腔ケア後のインプラント

ライフステージに即した対応

　つまり、外来と訪問といった棲み分けではなくて、患者さん個人のライフステージに即した対応という考え方が大切です。通院ができるライフステージを診ているのに、通院できなくなったライフステージは診ないのですかということです。通院患者さんが亡くなる一歩手前は、必ずどこかで通院できなくなります。訪問診療をやっていないということは、ひとたび倒れた人は、もう診ませんといっているようなものです。できるなら搬送をしてもよいのですが、それは現実的ではありませんから、結果的に訪問したほうが効率がよいので、訪問歯科ということになっているだけです。

　患者さんが、いつまでも外来に通ってくれると思ったら大間違いです。必ず通えなくなるときが来ます。そして人が人の終焉期を迎えるときに、口の中がとても汚れたり、歯が痛くて歯がどんどん壊れていったりします。その結果、食べることができないまま亡くなっていく人たちが、増えているということです。ですからまず、そこに光を当てるということが、基本です。難しく考えないでください。歯ブラシ1本持って、介護現場に行けるような状況にすることです。歯ブラシ1本持っていったら、やれることはたくさんあります。

　話を少し変えて、医科と歯科の受診率の話をします。医科は、**図1-4** の表の青い線のような曲線をたどっています。横が年齢で、縦が受診率です。医科の受診率では、乳児のときはよく病気になるので、受診率が高いです。40歳手前ぐらいから、65歳、70歳になって医療費が上がっていきます。そしてこのまま、入院患者になっていくので、青天井のように医療費がかかって問題

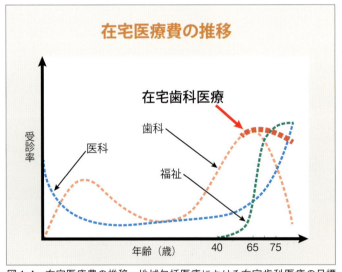

図1-4　在宅医療費の推移　地域包括医療における在宅歯科医療の目標は、急激に上下するのではなく、せめてゆるやかにしていくことである

になっています。

　では、歯科はどうかというと、まず乳児は歯が1本もないので、受診率が極めて低いです。歯が生えて大きくなってくると虫歯になりますので、少し増えます。それからずっと、しばらく受診率は下がっていき、40歳手前から歯周病検診などが始まるので、そのまま上がっていき、65歳ぐらいのところから急激に下がります。この曲線をたどっているのは、歯科だけなのです。厚労省はこういったデータを見て、歯科はどうしているのですか、というのです。ですから、包括医療システムとか地域包括医療に、歯科は参画しなさいとなっていますが、それはこの曲線を少し緩やかにしてくださいという意味です。

　厚労省がいっているのは訪問歯科を特化してやりなさいということではありません。お昼休みの1時間のうちの30分でもいいから、今まで診ていて通院できなくなった患者さんを少しずつ診に行くことです。そしてその先に、飲み込みや機能を診れるならば診たほうがいいかもしれません。我々の役目というのはこういうところにあると思っています。

　ですから私は、まず歯ブラシ1本持って出掛けようというキャッチフレーズでここ5年ぐらいは講演をしています。ポータブルユニットを買うのも往診車を買うのもよいですが、まずは歯ブラシ1本で歩いても自転車でもいいと思います。歯ブラシ1本持って出掛けると、どんなことが待ってるか。少し極端な例かもしれませんが、3つ例を出します。

歯ブラシ1本持って出かけると

　大学病院にいたときは、重度な状態の患者さんばかり診ていたのですが、開業してからはあ然とするような症例が増えました。

● ケース1

　例えば、入れ歯が合わなくなったから、来てほしいと歯科衛生士が電話を受けて、取りあえず入れ歯の調整の道具を用意して患者さんのお宅に行きました。先ほど述べたように最小限の用意で行ったら、患者さん自身が上下逆さまに義歯を入れようとしていただけでした。

　この方の病名を見てみると、アルツハイマー型認知症と書いてありました。こういう方は特徴を押さえておいたほうがいいです。固執といって、こだわってしまう傾向があります。先週まで、義歯が上といっていたのが、何かのきっかけで、上が下だと思ってしまうことがあります。そうすると、家族が何を言ってもそれは頑として、上の物は下なのです。当然義歯は入りませんので結果的にご飯が食べられなくて、体が弱ってきていました。

　しかし歯科衛生士のユニフォームを着て、いつもと違う女性が来て、あるいは白衣を着て、私が歯科医師ですといって来た者に対しては、ご高齢の認知症の方たちは、ふと意識がしっかりし

ます。そして、この人達は我々を専門家なのかもと認識するようです。そして、上は上ですよ、下は下ですよというようなことを、専門的に申し上げることによって、スムーズに受け入れて頂けました。ですからこの患者さんは、何も処置をせず、上の義歯を上に入れて、下の義歯を下に入れたら、その日の夜からご飯を完食しました。立派な摂食嚥下障害治療への対応といえます。

このようなことは在宅ではしばしばあります。

● ケース2

舌がザラザラして、食事ができないので、何とかしてくださいといわれたときに、カンジダ症とか、粘膜疾患かなと思います。しかし、行ってみたら単純に、下顎の義歯の舌側に、歯石が付いてるということでした。歯石もいきなり付くはずありません。少しずつ大きくなってきて、ある日突然、舌で触ったらザラザラしているのに気付いてしまったのです。この患者さんはレビー小体型認知症で、気になって仕方なくて、その他の生活動作が何もできなくなってしまいました。ご飯が全然食べられないとのことで、歯科衛生士がスケーラーで歯石を取ったら、その時点で、食べられるようになりました。レビー小体型認知症やアルツハイマー型認知症、脳血管疾患型認知症、もしくは、前頭側頭型認知症（ピック病）この4つぐらいは、そのぐらいな感じで覚えてください。

ここでいいたいことは、行ってみたら、常識的にみて驚くようなことで困っている人たちが在宅では結構多いということです。だから行ってみないとわからないのです。まずは行ってみようということです。

● ケース3

次に5年前に、脳梗塞で倒れて、救急車で運ばれて一命を取りとめた患者さんのケースです。倒れる前に大事にしていた金属床がなくなってしまったので作ってほしいということでした。今

口の中に放置された義歯があることも

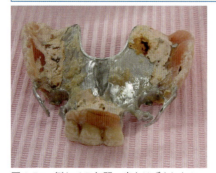

図1-5a 倒れて5年間一度もはずされなかった義歯

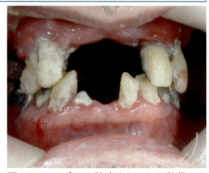

図1-5b まずは口腔内をしっかり整備しましょう

は少しずつ家に戻ってきて、家族の話し合いでそろそろ元気になってきたし、食欲も出てきているから、入れ歯を作ってみようということでした。患者さんのお宅に行って「じゃあ、お口の中開けてください」といったら、驚くことに口の中に入っていました。「入れ歯、ここにありました」みたいな。「どこにあったのですか」「口の中を診たらありますよ」といった流れです。

5年間介護をしていても、家族は気付かなかったということです。この方が介護放棄されていたかというと、そうではありません。身なりはきちんとしていますし、他の生活動作は全て完璧なのに、口の中だけどうしてでしょうか。取り出してみたら**図1-5a, b**の状態でした。口臭がひどい状態でした。このような状態で、熱を出してたまに肺炎と診断されることがあったそうです。

歯科としてやるべきこと

ケース3を例にして考えましょう。

では、私たちは何をしたらよいでしょうか。まず、在宅でしっかりと治療ですが、残念ながら、この患者さんのケースでは、**図5-1b**の残存歯はすべて抜歯せざるを得ませんでした。動揺も激しく本当にひどい状態でした。ですからこれは、口腔ケアとかいってる場合ではなかったので、抜かなければならない歯は1カ月ほどかけて全部抜いて、上下総入歯を作りました。寝る前に義歯を外して洗うことや、入れ歯洗浄剤の話もして、当たり前のことですが、ごく普通の義歯ブラシも紹介しました。これを歯科衛生士が行ない、私がそれを指導しているのであれば、これが介護保険の居宅療養管理指導の単位算定内容になります。そしてそこに歯科衛生士が話をして、しっかり衛生管理をすると、歯科衛生士等療養料として単位算定ができます。やるべきことをしっかりやると自然と適切な保険点数を算定できるようになります。

この患者さんの場合、口腔内をしっかり整備したことによって、その後、原因不明の熱を出して肺炎で入院することはなくなりました。なぜでしょうか。口の中が非常に汚れていたからです。汚れた唾液を夜中に誤嚥していたから肺炎になっていただけで、食事に関しては、ある程度食べられていたのです。この患者さんに熱を出しているから肺炎だといって、鼻からファイバーを通して内視鏡で診たりする前に、やらなければならないことが山ほどあるといいたいのです。摂食嚥下を勉強したての、若手の先生たちを否定するつもりはありませんが、金属床がそのままになっているのに、鼻から内視鏡で診ることは例えばこのケースにおいては良好な結果には結びつかないわけです。

まずは口腔内をしっかり確認してください。下手をすると、最近、嚥下ばかりやっているので、印象採得をここ3年もやっていませんという歯科医師も出てきています。歯科医師、歯科衛生士は、しっかりまず口腔内のことをやりましょう。その上で、まだ改善が難しかったら喉を診ていったり、訓練などが必要になってくるという段階をふむことが大切です。

病院の患者さんへは？

患者さんは、大きく分けて、病院と施設と在宅だといいました。図1-6aは昔の日本大学歯学部の病院です。内輪の話で申し訳ないですが、当時日大の歯学部と、医学部は連携がスムーズでなく医学部から、患者が全く来なかったのです。そこで冒頭に述べたように、営業に行ったわけです。

最初は食事摂取のための嚥下療法の依頼が、4階の脳外科病棟から来るかなと、淡い期待を抱いていたら、全然そうではなく、「この人の口腔ケアをお願いします」というところから始まりました。

脳梗塞で倒れて3カ月くらいの急性期の患者さんの多くに誤嚥を認めます。覚えておいてください。ところが、6カ月以上たってくると、単発脳梗塞ではほとんどの人が誤嚥をしなくなります。ですから病院にいる急性期のときは誤嚥性肺炎予防につながる口腔ケアを、しっかり提供していくことから始まります。

今も昔も、ここがやはり軸です。我々が思ってる以上に、病棟の看護師さんたちは口腔ケアの知識がありません。歯科衛生士が当たり前のように、ペンライトを使って口腔内を見ながら手際よく歯間ブラシを通したりすると、すごいですねという看護師さんはたくさんいます。歯科衛生士が思っている以上に、歯科衛生士の専門性は高いのです。そういうことで、いわゆる誤嚥性肺炎の予防につながる口腔ケアを提供してきました。

私は月に2回ほど、北海道の僻地医療を行っています。北海道の知床半島の斜里町という町に1つだけある国保病院の病棟です。私は嚥下専門医として、ここの病棟の嚥下評価に呼ばれています。最初に病棟に行ったときは、口の中が汚れていることが多かったです。そのような状態で嚥下を診るわけにはいかないですし、私は月2回しか行っていないですから、看護師さんたちに

① 入院中の患者さん
まずは口腔ケアから！

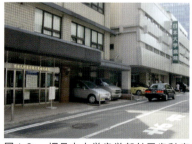

図1-6a　旧日本大学歯学部付属歯科病院、日本大学駿河台病院

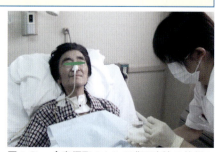

図1-6b　食事摂取のための嚥下療法の依頼や誤嚥性肺炎予防につながる口腔ケアの提供

お願いする以外にありませんでした。最初にやったことは、病棟にケアグッズが全然ないので全部持って行きました。持っていったら、なんと、看護師さんたちが最初に興味を持ったのは、嚥下の前に口腔ケアに対してでした。

　ですから、看護師さんがこのような口腔ケアをすることによって、摂食機能療法、185点が、病院でも算定できます等の指導も含めて（図1-7）、看護師さんたちの意識を上げていくということが必要になっていきます。後述しますが、看護師さんへの口腔ケアの教え方というのがあります。ですから、病院に口腔ケアに行く歯科衛生士は、病棟にいる方もきっちりとした口腔ケアができるということを、まずしっかり伝えていきましょう！

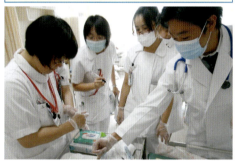

図1-7　北海道知床半島　斜里町国民健康保険病院にて

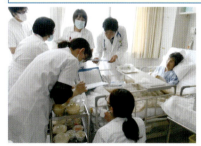

図1-8a　病棟回診

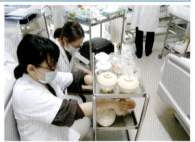

図1-8b　管理栄養士の参画

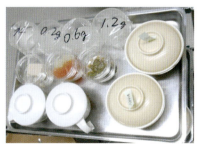

図1-8c　調整食の選択

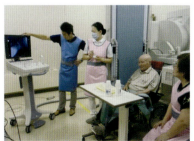

図1-8d　VFによる嚥下評価

そしてさらに、病院には、栄養士さんや ST（Physical Therapist：理学療法士）、OT（Occupational Therapist：作業療法士）、PT（Speech-Language-Hearing Therapist：言語聴覚士）達もいれば、VF を扱える X 線技師さんもいます。病棟では**図 1-8** のようなことを "嚥下回診" 等といって、食事の状態を診ます。この方にとってどんな食形態が適切かどうか等をみていきます。1 〜 3％の中でどれくらいのトロミが一番よいのか等を診ていきます。ソフト食がよいのか、ペースト食がよいのか、おかゆがよいのかです。このようなことを VF・VE で検証して、病院多職種にわかってもらうようにします。これが、いわゆる嚥下回診といわれているようなことです。

最近、これをやりに行くべきだみたいなことになっていますが、まず大事なのは口腔ケアの浸透です。あくまでもその先に嚥下評価が出てくるという認識を高めてください。

施設の利用者さんへは？

病院から退院する先は、施設と在宅です。そのうちの施設においては、簡単なポータブルユニットを持って行くことがあります。ブリッジを作ったり、形成したりは、数は少ないですが、体制は整えています。ただしこのような歯科治療の際、誤嚥を防ぐための最大限の努力が必要です（**図 1-9a, b**）。基本的にはまずオーソドックスに治療です。そして、治療の内容は、ほとんど口腔ケアと義歯の修理と、簡単な抜歯です。

特養や老健は外来と違い、患者さん方は治療をしたその日、その同じ建物内でお昼ご飯を食べています。例えば、私が治療をして義歯を直した患者さんたちがお昼ご飯を食べているときに、こちらも一緒に食事を診に行く癖をつけるというのが、まずとっかかりだと思います。先程直した人がどうやって食べてるかなと思うことからでいいと思います。口腔ケアを先程して、すごく出血して、歯が軽くなったといっていた人が、食事を食べているところではどういう影響があったか、診に行くだけでいいです。これがミールラウンドのさきがけと思っています。

例えば、この方はご飯が食べたいけれど、ペースト粥が根拠なく提供されていています。本当にペースト粥でなければいけないのかどうか知りたいので、検査してくださいといわれました。目標がはっきりしていますので、短時間で対処できます。

図 1-10 は大学の後輩が内視鏡検査をしているところです。検査をするときは必ず多職種を呼びます。呼ぶというよりも、みんな興味があって来ています。しかし、最初は呼びました。「一緒に見てください。一緒に見なければ意味ないですから」という感じでした。管理栄養士さんがいて、日々の食事介助をしている介護職員さん、看護師さんの二人、訓練士さん等が集まると自然と輪ができます。これを、教科書では多職種連携と書いてありますが、そんなに難しく考えなくてもいいのです。声を掛ければ、来られる人は来ますし、来なければそれはそれで構いません。その中で、来てくれる人たちの中でやることを、多職種連携といっています。

第Ⅰ章 訪問歯科で行うこと

> ② 施設における利用者さん
> 口腔ケアと簡単な治療がほとんど！

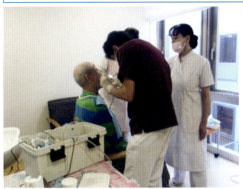

図1-9a コンパクトなポータブルとバキュームを使ってます！

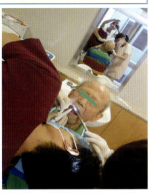

図1-9b 誤嚥を防ぐための最大限の努力は必要になりますが…

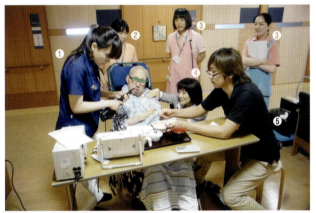

図1-10 多くの他職種と検査場面を共有することが大切
①歯科医 ②訓練士 ③看護師 ④管理栄養士 ⑤介護職員

在宅の患者さんへは？

　では、家に行ったらどうでしょうか。例えば、この患者さんの写真です（**図1-11**）。胃瘻の患者さんで、5年間口から全く食べていないのですが、口のケアが大事だと患者さんの娘さんが思っていて、その中でも、ブクブクペッのうがいが大切だと以前セミナーで習ってきたというわけです。ところが、「うちの母はうがいが一切できないんです。先生、何とかしてください」という依頼でした。

　そこで、最初に行ったときに、「いつもどおりの、できないうがいというのを見せてください」といいました。いきなり教えてはいけません。在宅で、何が起きてるかを知るときは、「いつもどおり」という言葉を使います。口腔ケアもそうです。口腔ケアが難しくてできませんといわれたら、いつもどおりやってみてもらっていいですか、というのが大事です。いきなり教えないの

25

がコツです。いきなり教えたら問題点がわかりません。

　この方はお母さんのこと、「ママさん」といっていました。「ママさん、いつもどおりのうがいね」といったら、せっかく起き上がっていたベッドを最初にフラットに倒し始めました。どうして寝かせてしまうのかなと思ったら、それで水を持ってきて、「ほらママさん、お口がよく見える、じゃあそこで、バーッてうがいしようか」といって、上から勢いよく口に水をそそいでいました。こちらは目が点です。

　それで、お母さんがどうなったかというと、むせてしまってうがいができるわけがありません。ところが「見てください。母はうがいができないんです」というようなことをおっしゃいました。笑ってしまうようなことですが、そのときは笑えません。娘さんは本当に真剣ですから。

　「まずしっかり体を起こしてあげて、起こしたうえで、顎は少し引いた状態で、口にこういうふうに含ませてあげて、ブクブクペッてしてください」と教えます。「それではベットがぬれてしまいます」というので、「100均ショップに行くと、こういうガーグルベースンみたいなものが売ってるんですよ」とついでに教えると「そんな便利な物があるんですね」といっていました。

　娘さんは、うがいができた様子（**図 1-11**）を見て泣いてました。「ママさん、できたの、できていたのね」といっていました。これは何が起きてるのだろうと、私は思いましたし、きちんと教えてあげればいいということなのです。

　ただ私は、手前で歯科衛生士が指導しているのを見ていましたが、「少し待てよ」と思ったのです。この患者さんは、5年間全く何も食べていないという事実を専門家としては不自然に感じました。

　なぜかというと、今、うがいができたではないですか。うがいできたということは、何ができ

---

③　在宅の患者さん
基本、口腔管理。たまにみんなで集まり嚥下評価！

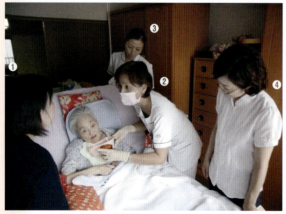

図 1-11　まずやってみてください
①家族　②歯科衛生士　③看護師　④ケアマネージャー

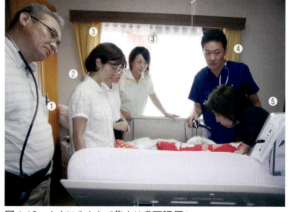

図 1-12　たまにみんなで集まり嚥下評価！
①医師　②ケアマネージャー　③看護師　④歯科医師　⑤家族

ているんでしょうか。そうです、口唇閉鎖がまずできています。鼻咽腔閉鎖を果たすために、軟口蓋挙上もできているでしょう。でなければ、鼻から水が出ることになってしまいます。ブクブクブクペッと口から出したということは、頬筋は正常に使えていて、左右差がないということでしょう。この患者さん、何も食べられないはずはないと思うわけです。少なくとも、ゼロではないでしょう、なぜ5年もと思うわけです。そこで、情報を拾っていきます。

　口腔ケアの指導をして、歯科衛生士がやっているところを見て、ここにヒントありと思ったときに、専門的目線があれば、食べる機能の評価を自然としたくなります。

　図1-12 がその1週間後の写真です。5年間、全く食べてない人にゼリーを5口を食べさせる瞬間の写真です。さすがに、主治医に電話をして、もしよかったら来てくださいと伝えたらきちんと来てくれました。覚えておいてください。怖がらないでください。医師は、思っている以上に歯科を求めています。訪問看護師さんもケアマネジャーさんも必ず呼びます。何月何日の何時に来てくださいといいます。

　そしてここで、ゼリーを5口、しっかりと食べて、検査をしています。さすがに5年ぶりですから、不安はあります。ですからきちんと診て、画像で見せて、皆さんが納得できるような状態にしました。ゼリーを5口食べられて、ほとんど表情がない人が、この日の5口目で、ようやくふわっと「おいしいわ」となりました。これがちまたでよく派手にいわれている"摂食嚥下"という部分になってくるのかもしれないのですが、これは結果論です。

　この患者さんは、この後、お昼ご飯を毎日食べられるまでになりました。あとは、胃瘻で栄養をカバーをしています。経管併用です。

　とにかく、在宅医療は専門家が少ないです。ですから、いかに我々が患者さんに関わっている人たちを引きずり出してくるかというのがポイントです。特に歯科衛生士は、この部分を担ってよいと思います。私は歯科衛生士に対して、常にオープンスタンスで行きなさいといっています。とにかく、我々だけで治療はしない。我々だけで評価はしない。それはもったいないからです。ですからできるのであれば、多少忙しかろうが何だろうが、無理はいってはいけませんが「来ていただくと、とても助かります」とか、「お忙しいとは思っているのですけど」といった口調で来てくれるようにします。「必ず来てください」というのはやめましょう。

　図1-13 はそういうスタンスの結果、ケアマネジャーさんがしっかりと向き合ってくれたケースです。ST、OT、PTがそろう在宅はあまりありませんから、記念撮影をしました。まるで病院にいるみたいです。

　国は在宅医療、地域包括医療の理想をこういう状態にしたいとしています。なぜかというと、病院と施設は、これ以上増えないからです。ですから、このような環境においては、患者さんは当然、良くなっていきます。**図1-13** の方は失語もあり、そして重度の嚥下障害も認めます。そして、手を動かすのも難しいので、OTにお願いしていますし、もちろん、フィジカルな部分はPTにお

願いして、STは私が指示を出した訓練をしてくれて、ケアマネジャーさんがマネージメントしてくれて、歯科衛生士が口腔衛生をして、私が義歯の治療と嚥下評価をしてといった環境です。このような場面設定をすることも在宅の特徴の1つです。

要介護高齢者の口腔内

　話を少し元に戻します。在宅の要介護高齢者の口腔内は、これだけ話せばおわかりだと思いますが、私は口の中をブラックボックスだといっています。手足などは目に見えますが、口の中は、素人にしてみればブラックボックスです。そこに行くと、我々の専門性が大いに発揮されます。

　例えば、図1-14のような患者さんを診て、この方がどちら側が麻痺かわかるでしょうか。あまりこういう方を診ていない方でも、見たらすぐにどちら側が麻痺してるかわかるようにしましょう。右が麻痺してるから、フットペダルの所に右足が上がっていて、麻痺してる右腕を反対側の左側が握っています。

　"左脳梗塞右麻痺"だけではなく、我々はこういう考え方をしましょう。まず右片麻痺はわかっています。車椅子に乗っているということは、きっと歩けない状態です。歩けないので歩行障害があってさらに、ずっと座っているということは、恐らく仙骨の辺りに褥瘡があってもおかしくありません。褥瘡は、我々歯科関係者にとって重要な部分です。なぜかというと、褥瘡が悪くてポケットを作っているような状態の場合、食べても栄養が取れにくいからです。そこに栄養を取られてしまうからです。

　そして、言語障害も大事です。言語障害の話をしましょう。この方は右麻痺なので、脳梗塞は

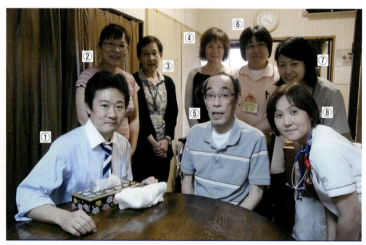

図1-13　在宅での多職種連携
①歯科医師　②ケアマネージャー　③言語聴覚士　④家族（奥様）　⑤患者さん
⑥理学療法士　⑦作業療法士　⑧歯科衛生士

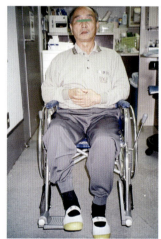

図1-14　脳梗塞発症後3ヶ月
右片麻痺、歩行障害、床ずれ、言語障害、口腔内の障害（植田耕一郎先生ご提供）

左です。左には言語をつかさどる分野があるというのは知っていますか。右にはあまり言語障害はみられません。左の脳の一部に、言語をつかさどる部分があるから、右麻痺の人は失語が出やすいです。こう覚えるといいです。

失語には2種類あります。ブローカ失語（運動性失語）とウェルニッケ失語（感覚性失語）です。多く見かけるのはブローカ失語です。言葉が難しいからわかりにくいのですが、ブローカ失語はどういう人かというと、いってることは全部理解していても言葉が出ません。

例えば「きょうは湿気が強くて、なんか不愉快な日ですよね。どう思われますか」などとオープンクエスチョンをすると、全部わかっていても、たどたどしく少ししか喋れない。これがブローカ失語です。

ウェルニッケ失語の場合は、「きょうは湿気があって、雨が上がって、不愉快ですよね」などの問いかけに、「昨日の夜は唐揚げ食べて……」のようなことをペラペラしゃべり、つじつまが合いません。

つまりアプローチしやすいのは、理解ある方（ブローカ失語）です。そういうことを覚えておいてください。

ブローカ失語を覚えておく必要性があるという意味は、わかっているけど言葉が出ないことに対する思いやりを持てるためです。ブローカがわかったところで、それを臨床応用できないと意味がありません。よく、失語の方が認知症と勘違いされる人がいますが、何か話しかけてもなかなか返事が返ってこない場合、言っていることがわからないからではなくて、失語の可能性があるということを理解してください。表情とかうなずき方で、この方はわかっているけれど言葉が出ないだけなのだという理解が、ケアを優しくさせるわけです。ですから下手に質問などしないほうが優しい場合があります。

これがわかっていないと、「おうちはどこですか」「昔からこんな感じだったのですか」「きょうはご気分いかがですか」などのオープンクエスチョンは、本人にしてみれば優しく見えて決してそうではないことがわかります。

質問するならば、「きょうは頭が痛いんですか、痛くないんですか」などの、イエスかノーかで答えられる、クローズドクエスチョンにしなければなりません。ブローカ失語とわかっているから、クローズドクエスチョンをするのであって、それが本人への本当の優しさだと思います。ですから、知識は入れてからと思うかもしれませんが、私は講演では今日覚えられるぐらいのことしかいいません。しかし、覚えたことは臨床に結び付けていきましょう。

少し話がそれましたが、私は図1-14の患者さんを見た瞬間に、多少の失語があってもおかしくないと思うのです。加えていうと、ブローカ失語だったらいいなみたいな感じです。患者さんにあいさつをすると、なんかいってることはわかっていただいてるな、でも言葉が出ないのだなということがなんとなくわかります。

その上で、口の中を見ていくと、プラークではありません（図1-15）。2、3時間前の食物残渣です。それが右側と左側、どちらに付いているでしょうか。右側です。ということは、左より、右側に付着していることがわかります。やはり手足と同じように、口に関しても、右側の頬粘膜や、歯肉に感覚の麻痺があるから気付かないのだろうなと考えます。もしくは、気が付いているけれど動かせないから、運動の麻痺があるのだろうと気が付いてほしいのです。

　このように汚れた口腔内をきれいにするのは、歯科衛生士は得意です。しかし、麻痺に気が付かないでスケーリングをして、そのまま来月また来ますねといっても、その日の夜に夕食を食べたらまた同じになります。ですから、右側を訓練しておかないと、本質的な口腔ケアとはいえません。きれいにする口腔衛生管理だけではなくて、右側の運動麻痺があることを理解して、そこに対して機能的なケアをしなければならないということです。そうしないと、永遠に食物残渣が付き続けるということになります。

　本質的な口腔ケアというのは、口腔衛生管理と、口腔機能管理が果たされた場合の話です。頬粘膜や舌のストレッチ等です。タタタ、カカカ、ラララといって発音練習をするのですが、これを摂食嚥下リハビリテーションという人もいますが、私はどちらかというと、口腔ケアの一環だと思います。

　放置されると図1-16のように同時多発性のう蝕になったりします。28本歯があった患者さんの例ですが、さらに放置されると、図1-17のように残根になってしまいます。脳卒中発症後1年間、全く放置されていました。冒頭の波平さんの話ではないですが、昔はバタンと倒れて、こういう状態にはならなかったのですが、現在は一命を取りとめたけれど、口に関しては寝たきりのようになってる人たちが多いのです。やれることが山ほどあるので、歯ブラシ1本持って行ってくださいといっているわけです。それでも難しかったら専門の人に頼めばよいのですが、行かないことには話にならないでしょう、というのが私の考え方です。

　舌を見れば、図1-18のような舌苔が付いてます。これを見たときに、一番最初に考えてほしいのは、舌の運動不全です。舌苔がこれだけ付く理由というのは、舌が動いてないと思っていた

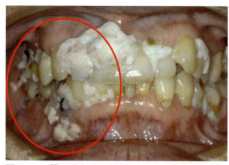

図1-15　頬・舌などの粘膜における感覚性麻痺、運動性麻痺（植田耕一郎先生ご提供）

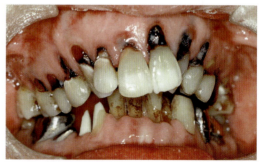

図1-16　脳卒中発症後6カ月

30

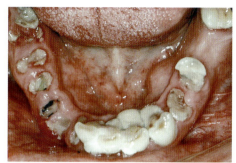
図1-17 脳卒中発症後1年 一命は取り留めても口は寝たきり？

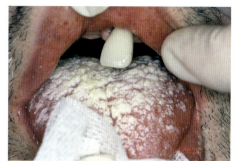
図1-18 舌にこびりついた細菌の塊（舌苔）

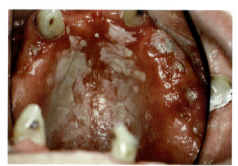
図1-19 上顎の粘膜にこびりついた上皮（細菌の巣）舌の運動不全

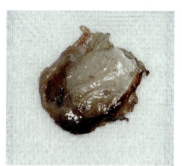
図1-20 取ってはがせば、このように口から出てくる

だきたいのです。例えば私が1時間以上講演しているときに、舌は口蓋とたくさんこすれ合ってるので、このように発音ができるわけですから、私の舌の上には、舌ブラシをやらなくても、舌苔は付かないようになっています。それから朝ご飯も食べましたし、お昼ご飯も食べていますから、舌が挙上して口蓋にぐっと上がって、こすれ合ってる行為ができている私は、このような状態にはなりません。

この患者さんの舌には舌苔が付いているので、ほとんどの人はまず舌ブラシを使用してみようと思ってしまうのですが、私はまずは少し診査をしてみたくなります。

「タタタ、カカカ、ラララっていえますか」でよいのです。すると、大体こういう方は舌の動きが悪いので発音がうまくできません。ということは、口蓋にも汚れが付いてるかもしれないと考え、口蓋を必ず診ていきます。すると図1-19のように残存上皮が付いています。上顎に汚れを携えながら、病棟でいびきをかいて寝ているのです。看護師さんにそのことを伝えると、みんなが、「私たちは、歯しか磨いてなかったのね」といいます。口腔ケアと歯磨きとは違うのです。ですから、図1-20のような汚れが上顎にあったことに悲鳴をあげるわけです。肺炎のことを考えたら、プラークよりもこのような残存上皮が咽頭に落ちていったほうが肺炎になりやすいのですから。

COLUMN

Q & A

Q：舌苔の付着が激しい患者さん舌苔はどのようにして取るのでしょうか？

　　舌を動かすという運動も大事だと思いますが、舌ブラシを使用してもなかなか舌苔が取れない方もいらっしゃいます。そのときは、重曹を使って除去していますが、なかなか効果が出ない場合はどのように取ったらきれいになるのでしょうか？

A：プロローグで紹介した**図5**のような舌苔の除去をかなりの期間かけてやっても、取れてきれいになっていくことはありません。一般的にいうと、かなりの時間がかかります。同じようにやったとしても、手法論はあまり関係ないと思いますが、重曹を使ったり、コンクールジェルなどの薬効性グルコールヘキシジン等も使い、舌ブラシで手前に引っ張っていくことをやっても、人によりますが、2カ月間くらい歯科衛生士が2週に1回ケアをして、ようやく少し消えてくるぐらいです。舌苔の性質上バイオフィルムのようなな感じで、ウエーッとなってる人もいれば、**図3-1**のように丘陵のようになっている人もいます。舌苔というよりは、舌苔が付いて味蕾が変性して、膨らんできているような状態です。見た目以上には表面細菌の数は十分減っていっていきます。薬剤を使ってゆっくり回数を決めてやっていくうちに細菌叢は変わってくるようです。繰り返して行うのでよいのではないかなと思っています。注意しなければならないのが、やり過ぎると痛みが出て、もう止めてくれといいわれてしまいますので、そうならない程度に随時やっていきます。

　　私は、発音訓練が、結果的には一番きれいになると思います。口腔衛生管理だけではなく、口腔機能　管理ということです。そちらのほうが、劇的効果を得られます。

　　例えば、ペースト食を食べていた人の舌がすごく汚れていて、内視鏡検査とかいろんなことをして、その人が、一般食の1段階下の一口大の物が咽頭で食べられることが分かりました。そしてそれに切り　替えてからは、2週間できれいになりました。

　　どうしてだと思いますか。ペースト食しか食べていなかったので、すり落とす効果が全然ない状態だったのです。舌苔の除去をやっていたけれども、一口大みたいな物をすりつぶして食べるようになったことで、舌の汚れがどんどん削がれていきました。1日3回ですから効果があります。舌を押しつける力は、すごいではないですか。院内でバキュームやっていて、舌ですごい力で押し返してきませんか。舌の力は強いです。

　　よく考えると舌があれだけ動いてて幸せだと思います。舌を使って、食欲でもって食物を上顎にすり付けて食べている、あの力は結構な力です。自分の舌の力、動かす力というものを活化させて、呼び戻すことによって、舌苔が取れて行きますので化学的な口腔ケアより効果があります。

　　あとは、薬剤です。重曹もよいと思います。ただやはり、細菌叢が、嫌気性桿菌です。モコモコと盛り上がってしまっている所の下というは、歯周病菌や、肺炎の菌も関係していますが、ほとんど嫌気性菌です。その嫌気性菌に対しては、薬剤的な、いわゆる化学的な口腔ケアにかなり依存してよいと思います。薬物を使いながら清掃していくと、見た目より細菌の数は減っていきます。

第 I 章　訪問歯科で行うこと

第Ⅱ章 専門的口腔ケア

専門的口腔ケアのことを考えたいと思います。

専門的口腔ケアには、口腔衛生管理と口腔機能管理があります（**図2-1**）。口腔衛生管理は汚れを取ることです。汚れを取るから、その日、きれいになって終わりの対症療法的なケアです。口腔機能管理というのは、汚れが付かないように機能訓練をするということです。先程（**図1-18 p.31**）の舌でいうと、舌苔を取った後に、舌の訓練を加えていくということです。それをしないと、根本的な療法にはならないということです。もう1回この棲み分けのおさらいをしっかりしましょう。口腔衛生管理と口腔機能管理の違いです。

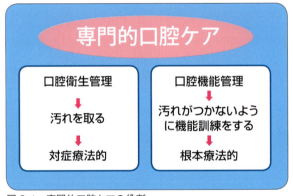

図2-1　専門的口腔ケアの役割

口腔衛生管理

この口腔衛生管理の話を最初にします。歯科衛生士会では昔は器質的口腔ケアといういい方をしていましたが、最近は口腔衛生管理という言葉に、少し変わってきています。

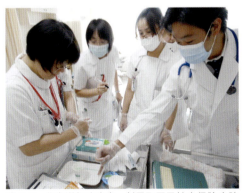

図2-2　北海道知床半島　斜里町国民健康保険病院にて　病棟看護師さんに専門的口腔ケア指導を行う

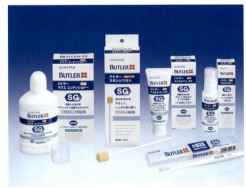

図2-3　たくさんあるけど、どれを誰に使う？
（サンスター社製品）

先ほど述べたように、斜里国保病院でこのような口腔衛生管理をするときに、病棟看護師さんに専門的口腔ケア指導を行わなければなりませんでした。なぜなら私は月2回しか訪問に行けませんし、嚥下評価をしなければならないので、自分一人ではできません。病棟看護師さんに頑張ってもらわなくてはいけません（**図2-2**）。このケースは、施設、在宅においても同じです。キーパーソンを見つけて、その人に歯科衛生士さんが情報を伝えてくるという仕事をしてください。もちろん、3日に1回行けるのなら、行ったほうがいいです。それが一番ですが、なかなかそうもいかないケースが多いと思いますし、それよりも日常的にケアしてくれる人のレベルをアップを図る仕事を皆さんにしてほしいです。ですから教え方と考え方をお伝えします。

　素人にしてみると、一社だけでも口腔ケア用品は」これだけの種類があり（**図2-3**）、どれを誰に使っていいかわかりません。口腔ケアの方法やグッズは紹介されていても、実際に行ってみると適切なグッズを選ぶのが難しいのです。口腔内を見たときに、何が起きてるかがわからないから、何を選んでいいのかわからないのです。簡便な評価に基づくケアが必要だと思い、チャート（**図2-4**）を作ってみました。

　これは、雑誌『歯科衛生士』の2018年の4月号の付録で載せたものです。病棟の看護師さんや施設の職員、家族等に、どのようなケアをしたらよいですかと聞かれたら、このチャートの左側をイメージしていただくとよいと思います。

　まず最初は口臭があるか、ないかです。口臭が強いか、弱いかです。まずはそこから入ります。強かったら、痰があるのか、ないのかを見極めてもらいます。口臭があって強かったら、痰があるか、ないかです。痰があったら、そのものがねばねばの粘性なのか、乾燥した痰なのかという

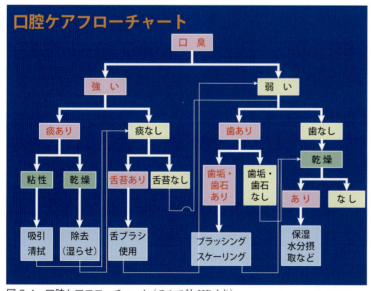

図2-4　口腔ケアフローチャート（テルモ社HPより）

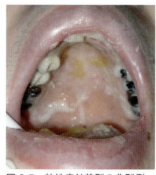

図2-5　粘性痰付着型の典型例
著しい口臭あり

35

ふうに考えます。痰があって、ねばねばしているのにもかかわらず、そこに保湿剤を塗ってる人がたまにいるからです。乾燥の逆に保湿剤を塗って、もっとベタンベタンになってしまいます。そういったようなことが行われている場合があります。

　ですから、こういった場合、粘性の場合は吸引歯ブラシか、清拭か、スポンジブラシを使用するという、この判断をきっちり教えてください。そうすると、理解していただけます。例えば粘性の痰がある状態に対して、保湿剤をべったり塗ってしまうと、もっと咽頭に保湿剤が流れていき、ガラガラになってくるということがあります（**図 2-5**）。

　あたり前のことかもしれませんが、評価ができていないので、取りあえず口腔ケアに保湿剤が大事だとみんな思ってしまっているのです。そうではありませんという話を、やはりきちんと歯科衛生士からしていくことが重要です。それに対しては、このようなスポンジブラシがあって、後ろから前に痰が来るように除去していくんですよ、痰の除去のみならず、粘膜内の細菌が侵入するから、表面をこすり取るようにしましょうというような話を付け加えていけばよいです（**図 2-6**）。

　例えばこのグッズも、このスポンジブラシをすごく口腔乾燥している人に対してやっている人

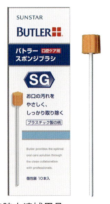

図2-6　口腔内清拭用具
後ろから前に痰を巻き取るように除去してゆく、痰の除去のみならず、粘膜内にも細菌が侵入するため、表面を擦り取るように行う（サンスター社）

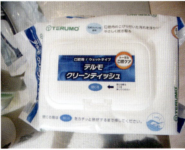

図2-7　テルモ社製

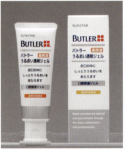

図2-8　サンスター社製

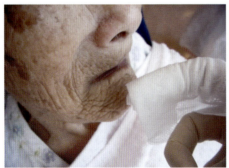

図2-9

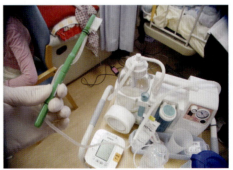

図2-10

もいますから、そうではないですよということの説明が必要になります。ふき取りの方にはクリーンティッシュもありますよとか、口腔ケアティッシュというのが薬局にも売っていますよとか。そういうようなグッズ（図2-7, 8）を紹介していきます。手にしっかり巻き付けて、奥から手前側に引くのですよとか、皆さんが普段やっていることを、あたり前のように指導していきます（図2-9）。

吸引器歯ブラシは知っていますか。病棟には吸引器がありますから、先端につなげていくと、ねばねばになった痰を吸い取りながらブラッシングできます（図2-10）。こういうことを知らない看護師さんが8割です。2割の方が、たまに知っています。それだけでももうびっくりされて、感謝されます。

しかし、しつこいようですが、吸引器歯ブラシを覚えたからといって、次の患者さんに使えるわけではありません。口腔内がとても乾燥している人に対して、吸引器歯ブラシを使っている例を見たことがありますが、もっと乾くのでやめてくださいとなります。それは意外に評価ができてないから起こることなのです。

この図2-4のチャートに沿って評価していくと、口臭が強く、痰があり、その痰に関しては、乾燥痰だった、そしたらそれは、まずやらなくてはいけないのは保湿ということがわかります（図2-11）。このときこそ保湿剤で行うことになります（図2-12）。こういうような乾燥の強い状態に

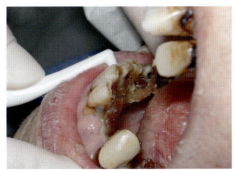
図2-11　乾燥痰付着型の典型例　著しい口臭あり

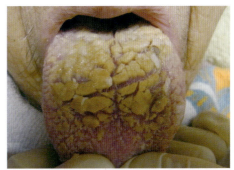
図2-12　舌苔付着型の典型例　著しい口臭あり

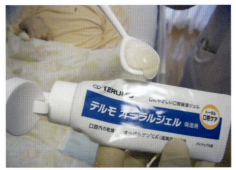
図2-13　舌苔を除去するときに用いるジェル

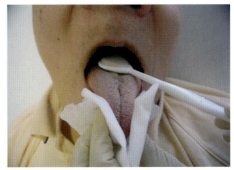
図2-14　舌ブラシは後から前に引く

対して、保湿剤を塗っていくといいですよと。先程とは違います。そういうことで除去できると伝えます。そして、この除去がもし、口臭が強くて粘性の痰でも、乾燥痰でも、除去ができたら、痰は少なくともない状態になります。

そしてまた先程のチャート（図2-4）に戻ります。それでも口臭が強い状態です。口臭が強くて、痰がない状態になったら、初めてここで舌を見てください（図2-12）。そうすると、舌苔があるかないかです。もしあったならば舌ブラシが必要です。痰がきれいになったけれど口臭が強い人には、「舌苔を見たほうがいいですよ」といういい方をします。あるいは口蓋でもよいです。オーラルジェル等を使って（図2-13）、舌を横からガーゼで持ってあげて、舌ブラシ等で後ろから手前側に引いてあげるようなことやりましょうという指導をします（図2-14）。

単発でこういうような指導をしてしまうと、みんなにやりましょうとなってしまいますが、これが良くありません。ですから、患者さんの状況に合わせて行うときは、なるべく簡単なチャートにしたほうがよいです。

指導の範囲、専門職の行う範囲

現場に指導する際は、チャートの左側だけを指導しましょう。チャートの右側は、歯科衛生士の仕事です。そこまでが現場にやってもらいたいのです。なぜだと思いますか。口臭がある程度、弱くなるところまで持ってこれているからです。そしたら今度、歯があるかないか、見てくださいとなります。ここから先は、歯科衛生士の範囲です。なぜならば、チャートの歯があるかないかの下に待ってるのが、歯石があるかないか見てくださいというところになるわけですから。しかし、歯科衛生士や医師以外は歯石を取ることできないわけですから、ここまで持ってこないほ

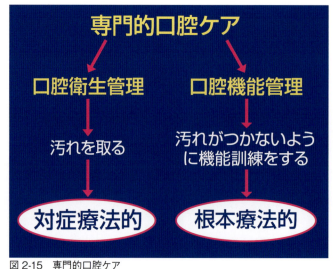

図2-15　専門的口腔ケア

第Ⅱ章　専門的口腔ケア

うがよいです。ですから「ここから先は我々に任せてください」でよいです。ここの説明は、歯科衛生士の皆さんにするまでもありません。

　ここから先は、最低でも口臭が弱いというところまで持っていって、次の目標は、一般的なレベルで衛生状態を良好にしていくことです。そして1回のケアでも、経時的にこの流れを意識するようにします。この流れを、頭の中にインプットして、そこの看護師さんや施設の職員に情報を伝えていきましょう。このチャートを渡してもよいぐらいです。

　専門的口腔ケアについてもう1回まとめます（**図 2-15**）。口腔衛生管理というのは、歯科衛生士が毎日行うことではありません。それも大事ですが、例えば週2回ぐらい、口腔ケアに行くとしましょう。そうするとそれは、その患者さんに向かって、パーソナル指導といういい方になります。パーソナルトレーニングは聞いたことあると思います。一対一で専門的にしっかりやることです。ところが、施設の 200 人の患者さんを対象として、施設の患者さんたちにある程度、口腔ケアの手技を教えるという立場になったときは、ポピュレーション指導といういい方です。ポピュレーション指導をすることが、在宅や施設での口腔ケアの最も重要なことになります。これには 10 人の施設介護者に対して、1 人の患者さんのケアのやり方を見せることによって、他の患者さんたちや利用者さんたちにも、このようなやり方をしてくださいといった、施設教育、施設職員教育のような要素があります。ですから、口腔衛生管理は、自分から歯ブラシを持ってきれいにするだけではなくて、皆さんに教えて、施設のレベル全体を上げていくことです。

　ポピュレーション指導をしていくのにはチャートにのっとって説明すると理解が早いです。拡大コピーして看護師ステーションや施設で貼っておきます。そうすると、誰が見てもこうやってやればいいから、そうか、保湿剤だとか。そうだ、これは吸引器歯ブラシがいいのではないかと判断してくれます。そうやって、いわゆる現場の質を上げていく仕事が、歯科衛生士がこの分野に入るときの大きな仕事です。この施設にいる人は何となく口がきれいな人が多いよねとなれば、1 人、1 人が良くなるよりもやりがいがあるのではないでしょうか。ですから、施設や病院などで指導を行うことは、魅力があるということがいいたいのです。そういうようなイメージを持ってください。

口腔機能管理

　口腔機能管理はもうわかると思いますが、汚れが舌に付かないような口腔機能訓練をすることです。**図 2-16** のような舌の状態に対して、汚れがこんなに溜まるということは舌の運動不全だとわかったので、やることは決まってきます。タタタ、カカカ、ラララがいえないですから、タカラ、タカラでもいいですし、バタカラでもいいし、パンダのタカラモノと毎日いう発音訓練をしたり、あるいは舌をグーッと前に引っ張って、10 秒、右 10 秒、左 10 秒保持する訓練でいい

39

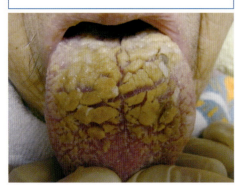

図2-16 舌にこびりついた細菌の塊（舌苔）

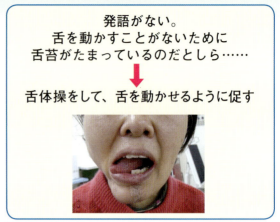

図2-17 発言がない

でしょう。そのような訓練に変わっていきます（図2-17）。

　発語がなく、舌を動かすことがないために舌苔がたまっているとしたら、舌の体操をして、舌を動かせるように促します。これは立派な口腔ケアの一環だと思っています。動かないからこそ、動かすためのケアを歯科衛生士が行います。これは非常に重要なことです。そのことによって、舌の上に舌苔が付かなくなっていく、つまり舌の運動が良くなることによって、舌苔が付きづらい舌になっていきます。

　口輪筋が硬くて、頬が膨らませられないと、頬粘膜の辺りに食物残渣が溜ってきたりしますので、その辺りが硬くなりますから、グーッと下唇をストレッチして、上顎も同じようにします（図2-18）。これも、口の口輪筋という部分を柔らかくすることによって、口腔の中に食物残渣がたまらないようにするような口をつくるための手技です。

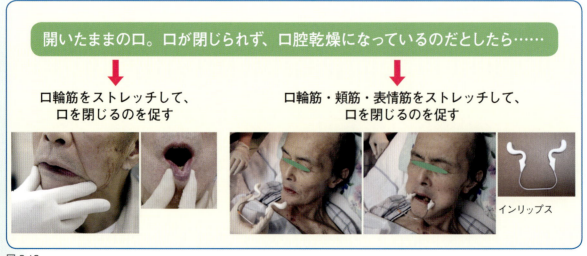

図2-18

このような衛生管理と機能管理を両輪で行うことが、プロフェッショナル口腔ケアだと思ってください。徹底的にきれいにすることだけを、プロフェッショナル口腔ケアと思ってはいけません。そうならないようにする口をつくることが、本当の意味でのプロフェッショナル口腔ケアです。

道具を使うことも大事です。インリップスで口の中を大きく広げていきます（**図 2-17**）。口輪筋が硬い人には電動歯ブラシも使います。電動歯ブラシの背の部分の振動を頬粘膜の裏側に当てるだけで、たくさんの唾液が出てきて柔らかくなります。施設の職員や家族に行ってもらうときに、小道具を使うというのは有効です。指を使ったら専門家が一番上手なのは当たり前なのです。しかし、電動歯ブラシをこうやって当ててくださいというときは、あまり差が出ません。電動歯ブラシの刺激が、歯科医師によって良くなるわけではありませんから、道具があればあったに越したことはないと思います。

要は、口を見たら、口の機能を読んでいくということが大切です。舌苔が付いていたら、舌が動かないと考えます。舌が動かないのであれば、何ができないのでしょうか。食べられない、しゃべられない、そういうことが考えられるのではないでしょうか。

「汚れてる口だな」とか、「臭う口だな」という表現よりは、「こんなに汚れが平気で付いてるということは、動いてないから、多分しゃべれないし、食べていなさそうな口だな」と考えます。

食べられないのであれば、ADL（日常生活動作：activities of daily living）はどうなんだろうと考えます。我々に関わる、食べるということに何らかの障害が出てはいないか。摂食嚥下障害はないのですか、ということになってきます。口を診ていったことによって、口の機能が見えて、全身の機能を憶測することができて、そこに食べる問題が出ていないかと、口のケアの話をしていたのに、次第に摂食嚥下障害のほうに自然と流れていきます。ようやくここで摂食嚥下障害の話になります。

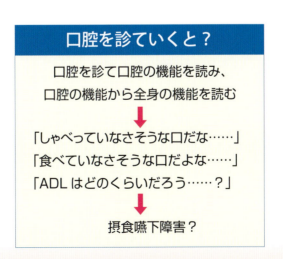

第Ⅲ章 食事を診る

プッチンプリンの衝撃！！

　十数年前に、初めてこの分野に来て半年たった頃に、重度嚥下障害の患者さんを担当しました。そのとき、どんな患者さんだったかというと、脳幹出血をして、嚥下中枢が不全になり、反射が全く起きない胃瘻の患者さんでした。しかし、「食べることが大好きだったお父さんに、食事を食べさせてあげたい」と娘さんからいわれて、がむしゃらに勉強して、半年間一所懸命リハビリテーションをしたというケースでした。今思えば当たり前だと思いますが、その患者さんは結局、全然食べられなくて、半年後にプリン1個しか食べられませんでした。

　そのとき、私はどう思ったかというと、摂食嚥下に対してどうこういうわりに、プリン1個しか食べさせられなくて本当に情けない、食事に全く到達していないと思って、肩を落としました。娘さんに対して申し訳ないと思って謝ったのです。

　「半年頑張ったんですけれど、結局お食事に至ることができず、申し訳ございませんでした」といったら、その娘さんは、予想と違う返答を私にしてきました。

　「先生、何をいってるんですか。父は食べるのが大好きなのに1日3回胃瘻滴下して、その中ででも私たち家族は家でご飯を3食を食べなければならない。申し訳なくて、いつも父の前で匂いや食器の音が届かないようにしていました。目の前で食べるのは悪いので、車椅子を移動して隣の部屋に行ってもらい、なるべく早く食べて、父の目につかないようにしていました。別室に一人だと可哀想なのでテレビをつけたら、グルメ番組をやり始めてしまったからまたテレビを消すという生活でした。そんなことを繰り返していくうちに、3年も4年もたったらもう本当に家の中が真っ暗で、私たちも参ってきてしまいました。孫が遊びに来るとお菓子を食べることが多いです。お客さんが来て、お茶を出すこともあります。そのたびに、父だけ1人でした。しかしプリンは大丈夫だということがわかって、食事はできないけれど、プリンが食べられるということは、茶碗蒸しも少し食べられるし、ゼリーとかも食べられるということになりました。食卓に父が食べられる品を置いて、そこで一緒に嗜むことができるようになり、隣の部屋に行かせなくて済むようになりました。そして私たちも、父と話をしながらご飯を食べることができるようになりました。生活も随分変わって父も明るくなってきました。先生ありがとう」といわれました。「先生、そんなこと気付かなかったんですか」ともいわれました。いってくれなければわかりませんでしたという感じでした。

　要は何がいいたいかというと、摂食嚥下専門医として、私は食事を食べさせるのが

全てだと思っていたのです。でも違いました。少しでも食べられたり、たしなめる、嚥下をすることによって、なかった表情が出てくるとよくいわれますが、これは本当にそうでした。もっというと、生活環境や、人と人とのつながりすら回復することがあるんだなと思いました。たった1回の安全な嚥下は、もしかすると、人とのコミュニケーションすら回復していく力があるのかもしれません。

　懇親会や、パーティー、飲み会などを考えてみてください。人が仲良くなるための懇親会です。会で1口も食べられない人は、やはり呼びづらいです。あの人胃瘻だから、やめとこうとなります。食べられないということは、人との交流が遮断される1つの要因でもあるのです。ですから、本当の意味での摂食嚥下障害に対する支援というのは、栄養摂取としての食事に対してだけではありません。人とのコミュニケーションを取るための重要な手段として、1回の嚥下があるのだというような感覚を、お持ちいただけるといいかなと思います。

食事を診る

　一方、**図3-1**の患者さんは口から食べています。目の前に出されていた物は、山盛りのペースト状のミキサー食です。自分で食べられないので、看護師さんの全介助です。**図3-1**は山盛りのご飯を3時間かけて食べ終わったときの写真です。もう疲れ切って楽しくないし、介助する側も疲れていて、口から食べているけれども、この方は幸せなんだろうか……という気がします。3時間もの間お昼ご飯をむせながら食べ終わったら、また1時間後には夕飯が運ばれてきます。

　口から食べられていても、食べるということと格闘して、いわゆる栄養摂取をしなければならないことを、少しでも良くしていきたいと思うわけです。

　例えば**図3-2**この患者さんの口腔ケアをしていたとしましょう。この方の口の中はどうなっているでしょうか。食事をするときにむせたり、変な食べ方をしていますが、何か気付くことあり

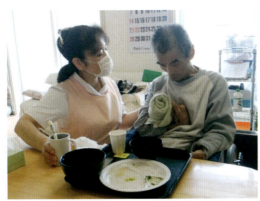

図3-1　摂食嚥下障害　1日3回のお食事と格闘している姿……

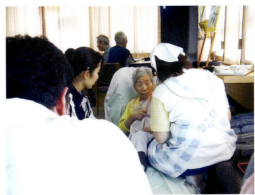

図3-2　姿勢、食べ物、食べ方を見る

ますか。改善点などを思い付きますかと聞かれることは少ないかもしれませんが、このような質問が今後は出てくると思います。そのようにいわれたときに、診察といっても、食事場面の観察でよいですから、食事を外部評価していくということのコツを、お教えしたいと思います。

　食事を診に行ってくださいといわれたら、怖がらないでいただきたいです。診に行ったときは、必ずいつもどおり、外見からこの患者さんの全体や、介助する人のいつもどおりの様子を見ます。ただ漠然と見てもわかりませんから、頭の中に3つのポイントを思い浮かべてください。私が10年以上いってることですが、食事を診るときのポイントは1. 姿勢　2. 食べる物　3. 食べ方です。この3つを軸に考えてください。

● 姿　勢

　健全な大学院生に対して誤嚥の実演動画を撮ったことがあります（**図3-3a, b**）。大学にいたときに、悪い姿勢で食事介助をされていると、非常にむせやすいから改めてくださいという動画です。彼は、顎をあげて、むせろと指示されていますからむせる気満々でいたのですが、彼はわざとやったのではなく本当に誤嚥してしまったのです。あまりにも目を白黒させたのでかわいそうになりました。こんな姿勢で人に食べさせられたら、嚥下障害ではなくても本当に誤嚥するんだということをいいたいのです。

　しかし、**図3-7b**のような姿勢などが原因で問題を抱えている方は、結構います。まずこれを直します。現場で特別なことはしなくていいのです。この場合、**図3-7b**の矢印の部分に、少し枕を上げればよいのです。上げられなくても、少しだけ引いてあげるためにバスタオル等を置いてあげることによって、むせる率が減れば、介護する方が一番喜びます。喉の訓練とか、アイスマッサージとかではなく、まずはこういう段取りを整えて、「じゃあ実際それで食べてみましょう」といったら、むせが無くなったということが意外に多いのです。

　在宅の患者さんの例ですが（**図3-4**）、4分の1程度食べたら疲れてしまって、「父が全然ご飯

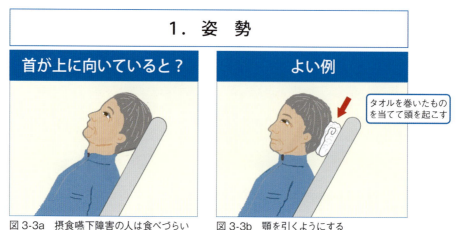

図3-3a　摂食嚥下障害の人は食べづらい　　図3-3b　顎を引くようにする

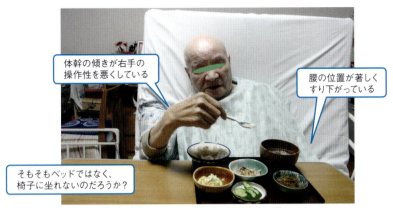

図3-4 体幹が傾いているので右手が思うように動かせない

を食べなくて、痩せてきた」というのです。摂食嚥下障害だと思うから診てほしいといわれました。

　まず姿勢を見たら、最初は車椅子に座っていたのですが、「お昼ご飯だよ、お父さん」といったら、急にベッドに移乗されるのです。食べるときにだけベッドに移ります。なぜか聞いたら、病棟ではベッドで食事だったからだそうです。

　この患者さんは、そもそも椅子の方がいいということもあるのですが、なにしろ体幹が右に大きく傾きます。右に傾くことによって、よく見ると右手がテーブルに当たります。それが原因で、肩の可動性が悪くなって、スプーンで届く範囲の食物をすくうのが精一杯です。そのうち疲れてきて、届かない食物をほとんど残してるということに気付きます。ですからこの方の場合は、倒れている体を起こして、タオル等を入れてあげます。そのことによって、右手の動きがよくなり食べられるようになります。そうするとこの方は、この日の夜から4分の1どころか、半分から3分の2ぐらいまで、食べられるようになりました。摂食嚥下障害にはこういうことが含まれています。在宅では、姿勢が悪過ぎたことによって食べづらくて、嚥下疲労が起きて、食べられなくなっている方もいます。ですから姿勢というのは、重要です。

　例えば、左脳梗塞、右麻痺で右に傾いていて、利き手交換で左手でご飯を食べている方がいたとしましょう。そうすると、取った物をうまく調整できないまま、麻痺している側の喉をわざわざ通ってむせているのだとすれば、体をまっすぐにするか、もしくは健側のほうに倒します。その場で食べてむせなくなったら、まずは現場ではそれでいいのです。「こうやってクッションを入れたことで、あれから本当にむせが減りました」となりますから。

● **食べる物**

　次に、食べている食品を診てくださいということですが、たいてい主食、副食、副菜、そしてデザートのゼリー、それからお茶等が付いてきます。これらを全部、同じように均等にむせているという人はまずいませんから、おかゆを1口か2口食べたら、「申し訳ないけど、こっちも少

2．食べる物

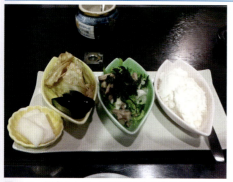

図 3-5　得意なもの、不得意なものを見極める

図 3-6　食べやすくする工夫を

し食べてもらっていいですか」「こっちも少し食べてもらってもいいですか」「最後に、お茶も少し飲んでもらって、デザートゼリーも食べてもらっていいですか」というように、1口ずつ試した結果、大体、得意な物と不得意な物がわかってくるのが普通です。ですから、むせ込みがあるからといって全ての物をペースト食にしてみたり、ソフト食にする場面がありますが、それはあってはならないと思います。

　ですから、得意な食品、不得意な食品を見極めてください（図 3-5）。ワカメのサラダが苦手なら、得意な豆腐と交互に食べたら、全部食べられる方もいます。苦手な食品だけにほんの少し、あんかけをかけるというようなことをすれば改善するケースもあります（図 3-6）。

　得意な食品と不得意な食品を見極めてあげることが、「食べる物を診てください」という意味です。そして苦手な物だけ、硬い物は柔らかくしてあげたり、パサパサする物はあんかけをかけてみたり、という工夫をしてください。べとつきが強くて苦手な食品は、通りのよい、得意な食べ物と交互に食べてもらえれば問題ありません。液体に関しては、トロミを少しずつ調整しながらあげることもあります。ですから得意な食品に関しては、変えないほうがよいのです。この「食

3．食べ方

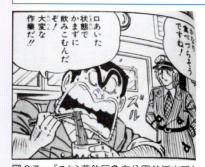

図 3-7a　『こちら葛飾区亀有公園前派出所』
（©秋本 治・アトリエびーだま／集英社）より

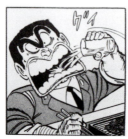

図 3-7b（同前）

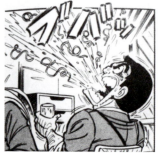

図 3-7c（同前）

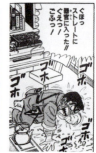

図 3-7d（同前）

べ物を診る」というのはそういう意味です。

● 食べ方

　姿勢と食べ物を診て、ある程度大丈夫だなと思って帰るとまだ問題が残っている場合があります。必ず最後に「食べ方」というものを見てください。

　図3-7a～bの『こち亀』の両さんは健全な男性ですが、口を開いたままの状態でラーメンを食べることになっています（図3-7a）。口を開けた状態だと、舌と口蓋が接触しないので、送り込みができなくなります。仕方がないから、両さんは上を向いて、水で流し込もうとして喉に運んでいます（図3-7b）。そしたら両さんはどうなったかというと、いっきにラーメンが咽頭に入って、吐き出しました（図3-7c）。そして誤嚥したので、四つんばいになって、真っ赤っかになってむせ上がる（図3-7d）という、いわゆる摂食嚥下障害の典型例のようになるのです。

　しかし、両さんが摂食嚥下障害患者かといわれたら、違います。何が悪かったかというと、両さんの食べ方が悪かったわけです。食べ方が悪くてむせている高齢者の方はたくさんいらっしゃいます。

　ポイントは、この姿勢と食べ物と食べ方を見て、常識的な範囲内で補正することで、結果が伴う方が多いと思ってください。そう思うと、行くのが少し怖くなくならないですか。診に行くことの1つのすべは出てくるのではないでしょうか。

　もう1つ重要なポイントは、やってみて全く効果がなかったとしても、施設の人の雰囲気が悪くなったりしないということです。一所懸命見て、こうしてみましょうといって改善されなくてもそれ見たことか、みたいなことは絶対いわれません。これは、場の雰囲気的にはないのです。少しやってみたらどうでしょうかといってやってみて、良くなったら驚かれたり喜ばれますが、改善しなくても非難はされません。その場合は「少し難しかったかな、別のことを考えましょう」といってみてください。違っていたらどうしようと思う方が割と多いようですが、あまり考えなくてよいと思います。

　図3-8の方はご自身の状態にかかわらずにずっと食べ続けるような感じでした。食べてるというより、口にただ運び続けている感じです。これも高次脳機能障害が原因しています。要は認知症ということです。ご自身の喉と相談できないような状態で食べ続けているので、窒息等の問題に結びつきます。

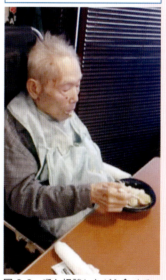

図3-8　喉と相談しながら食べていない

ゴックンむせの体験

● 猫背嚥下（姿勢）

　ここで体験実習をします。ペットボトルの水を飲む実習です。高齢者の方というのは肩の内側に力が入って猫背になっていて、足も曲がっています。しかしこれでは嫌だから、前を向こうといって、これで高齢者の姿が出来上がるのです。実際にやってみてください。

　ペットボトルの水を用意して、猫背になって、肩の内側にまず力を入れて下を向いてください。猫背にして顔だけ前のほうを向いてください。この状態で、首の前方が突っ張った感じで水をぐいっと飲んでみてください。高齢者の方はこうやって食べている方が多いですね。。非常に飲みづらいと思います。これは、要は姿勢から来ているわけで、猫背になっていると、これだけでも飲みづらいということを体験してほしいのです。

● 息吐き出し嚥下（呼吸・咳の強さ）

　次にもう1つ、同じように姿勢についてですが、呼吸と嚥下はとても大事です。生ビールの話をいつもしています。思いっきりゴクゴクと飲んで、プハッーというイメージではないでしょうか。これは、おいしい物を思いっきり飲んだ後に、思いっきり息を吐いてる証拠です。

　嚥下機能というのは、軽く息を吸って、息を1回止めてから、ゴックンして吐く。これを嚥下性無呼吸といいます。ゴックンして吐くことが基本です。なぜかというと、飲んだときに少しここに泡が残ります。残った物をヒーッと吸うとむせるので飲んだ後に息を吸わないのです。健常者は生ビールをゴクゴクと飲み切った後にヒーッと吸う人はいません。そうしてしまうとむせるというのはわかっているからです。

　ところが高齢者は、基本的に猫背の姿勢で、息がすごく浅いです。浅いときにゴクッと飲んだら、嚥下性無呼吸で1回息が止まります。飲んだ後に、嚥下性無呼吸でただでさえ苦しいのに、飲んだ後にさらに苦しいので、ヒーッと吸ってしまうのです。だから、むせている方が多いのです。

　ですから、ペットボトルの水を口に含んでみてください。思いっきり息を吐き切ってください。ハーッと吐き切って、これ以上吐けないというところで、クイッと水を飲んでみてください。びっくりするぐ

ごっくんむせ体験実習

① 猫背嚥下（姿勢）

② 息吐き出し嚥下（呼吸・咳の強さ）

③ 舌不動嚥下（上向き嚥下）

図3-9　むせの要因を知る

らい、むせませんか？　息を吐き切ったということは、この後やることは、吸うことしかないわけです。これは極端な例ですが、高齢者の人は息が浅いので、ゴクッと飲んだときに吸ってしまう可能性があります。

では、それに対してどうしたらよいのかというのが、次のテーマです。先程の猫背の例も、吐き出し嚥下に関しても、まず最初は手を万歳のポーズをします。万歳で息を吸いながら手を上げます。次に、前で手を組みます。次は、肘を持って上げましょう。

これだけで実は、肺活量が少し増えます。背伸びすると少し気持ち良くなるというのは肺に空気が入ってくるからです。高齢者の方は、息を深く吸って吐いてといっても面倒くさくてやりません。しかし、手を上げてくださいというと、手を上げてくれる人が多いのです。そこを少しだけ手助けしてください。そして、ご飯を食べてみてください、とこういったアドバイスこそが重要です。息が深くなり、このことによって肺が強くなります。姿勢が悪い人も、咳込む人も、これを行うとその後、多少改善されます。

● 舌不動嚥下（上向き嚥下）

舌の麻痺で、舌苔が付着してしまった例を前述しました。脳梗塞の後遺症の１つです。試しに舌が全く動かない状態になって、水を飲んでみてください。口は閉じても舌を動かさないまま、そこに入ってくる水を、何としてでも飲むには、どうしたらよいでしょうか。上を向くしかないのです。その結果むせやすくなるわけです。　このように、舌がひとたび動かなくなっただけで、水一杯も難しくなります。飲食物を喉に送り込めない、つまり口腔期障害が生まれ、発音が悪かったり、舌がうまく動かせられない人が、うまく食べられていないことが多いのです。また、舌苔が付着している人は、舌が動いていないケースが多いです。舌が動いているないのであれば、上手に食べられてるわけがないのです。上手に食べられてないということは、もしかしたら誤嚥、窒息につながるということがいいたいのです。

歯だけでなく軟組織、口腔機能を診ること

口に全てのヒントがあります。喉をダイレクトに診に行く前に、歯ブラシ１本から始めれば、口腔機能を診ていた歯科衛生士たちは、嚥下機能の部分にも、気付くはずです。

この本を読んだ後に、いろいろな食べ方をしてみてください。傾いて食べてみたりしてください。また、舌が動かなかったら、ご飯が全然食べられないことがわかります。モグモグ噛んで、舌を動かさないで食べてみてください。多分、飲食物を喉に送り込めないと思います。歯だけを作っても食べられないということが理解できるでしょう。

冒頭で、食事を取るための道具として歯を作るという教育を受けてきたといいました。これは、

舌が動いていることが大前提の話です。頬や、頬粘膜や、軟口蓋がうまく動かない脳梗塞後遺症の患者さんは、どんなに立派なインプラントが埋入されていても、食事ができません。歯がしっかり噛めているのに、舌が動かないだけで、どうしてこんなに食べづらいのだろうと思うでしょう。しかも頬が麻痺していて、口からたべものがこぼれたりするのです。

　難敵が次々と襲ってくるようなものです。そのためペースト食や、ミキサー食でカバーします。水分にはトロミをつけて安全を図ります。トロミ水分は決しておいしいものではありません。しかし、それが毎日です。

　しかし、一方で食事というのは、安全でなければならないものですが、それと同じぐらい、楽しめていなければいけないと思っています。とても難しい問題です。セーフティと楽しみは、私も天秤にかけて悩みます。トロミを付けてしまえば誤嚥がなくなるかもしれませんが、結果的に、お茶や水分を飲まなくなります。そのことが脱水を生み、脱水が脳梗塞の再発を招くことになります。

　安全というのは、本当に安全のことを考えたら、人間は生きていけません。ほんとに安全でいたかったら、私は講演をしに東京から地方に行けません。何があるかわからないので外出したくないし、外食なんかとんでもないです。しかし、そんなふうには人は生きてはいないのです。旅行がしたいから、多少の危険があるけれども、飛行機や新幹線に乗るのではないでしょうか。嚥下も同じことがいえるのではないでしょうか。

　高齢者の人たちは最期、食べることに楽しみを求めています。喜びや楽しみの裏返しのところに、機能低下が生じているのです。人生の最期のステージにおいて、食生活が楽めずに亡くなっていく方たちが増えています。それを支援していくのが、我々の責務です。歯科衛生士たちが、どんどん前に出て行って支援してよいと思います。

　よく介護をする方に、「口はモグモグしているけれど、口を開けたらまだ口の中に食べ物があるんです」といわれます。これは歯があればみんな咀嚼できると思っているからです。しかし、咀嚼というのは、舌が動いて、頬粘膜がしっかり動き、軟口蓋が挙上して、そして唾液がしっかり出てくることによって成り立ちます。

　歯医者は歯を治す医者というふうに習ってきたと思いますが、もはや今はそうではありません。特に、治療対象が要介護高齢者になってきた場合、口腔機能の低下ということが度外視できない時代になってきています。この世代の人たちは我々が生きている限り、増えることがあっても減ることはありません。

　咀嚼の定義を覚えているでしょうか。

　咀嚼には４つの段階があります。１つめが"咬断"です。前歯部でお煎餅を割るようなことです。咬断の次の段階は歯で細かく粉砕する"粉砕"です。３つめは"臼磨"です。奥歯で磨りつぶすことで、臼磨運動といいます。そして最後の４つめが大事で、この本のテーマの核である"混合"

50

なのです。

　摂食嚥下障害といいますが、混合ができないから、歯は残っているのに飲めないということになります。混合は何かというと、ただ混ぜるのではなく、唾液と混ぜています。唾液が出ない人は、混合ができません。混合するためには、混ぜる道具がなくてはなりません。それは歯ではなく、舌、頬粘膜、軟口蓋、全て軟組織です。

　実はこれは学生のときに習っていて、国家試験に出ています。しかし、混合をするためには、舌、頬粘膜、軟口蓋、この辺りが動かなくてはいけないのに、高齢者で麻痺がある人は、その部分が動かなくなって、さらに唾液腺から唾液が出なくなった状態です。食事をするときに、歯だけがある状態ではなく、軟組織がしっかり動いていれば食べられます。歯だけで舌が動かないと、おにぎりの1口も食べられません。

　そこで、前述した姿勢と、食べ物と、食べ方です。この3つを、ある程度治せるところからまず治します。それでも改善しないときはどうするのでしょうか。患者さんが、むせるのはあまり変わらず、多少良くなるけれどやはりむせるとしましょう。その場合は、舌や喉の機能低下に結び付けて考えてください。

　喉の機能をチェックしましょうとなったときに、**図 3-10** のスクリーニングテストを使ってみましょう。

スクリーニングテスト

　スクリーニングテストも昔はよく行っていました。どの程度の摂食嚥下障害かを知るために、ここからは、機能障害を見ていきます。スクリーニングテストというのは、あくまでテストであって検査ではありません。ですから、ある程度ふるい分けるだけでよいのです。スクリーニングというのは、日本語に置き換えるとふるい分けですから、大体大丈夫そうだ、全然駄目そうだ、この人は中くらいだ、といった大まかな分け方をします。

　歯科衛生士はスクリーニングテストを口腔ケアの後にやってみてください。いくつか引っ掛かってきたら、先生もしくは評価できる人に「誤嚥しているかもしれません」といってみてください。結果、誤嚥していなくてもよいのです。それを決めるのはドクターです。ふるい分けで潜在する患者さんを見つけましょう。

　かつて摂食嚥下障害の患者さんを見つけるのは難しかったのです。どういう人が嚥下障害かがよくわからないといわれていました。指示があれば誰がやってもよいというのがポイントです。

● RSST

　1つめが、RSST です。喉仏が隆起してるところに指を2本当ててください。そして生唾を30

51

秒間にできるだけ多く、連続的に飲んで何回飲めたか数えてください。高齢者の人は3回飲めていれば正常です。2回は良くありません。また、そのときに口がとても乾いてる人は唾液が飲めませんので、水を少しだけ飲んでから行ったほうがよいです。

ただし、指示をしても理解できない患者さんに対して行っても意味がありません。頻用できないのでRSSTだけを覚えても意味がありません。ただ、RSSTはできる人には必ず行って、何回できたか確認してください。RSSTだけを行うのは全く意味がありませんので後述のテストと併せて実施してください。

● MWST

次は、水飲みテスト（MWST：Modified Water Swallowing Test）です。3㎖の水を、舌下の手前側に、ゆっくり置いて口を閉じて、ゴックンと飲んでもらってください。誤嚥しないように、喉の奥にかけないでください。現場でシリンジを用意するのは難しいので、ティースプーンを使ってください。ティースプーンのすりきり1杯分がちょうど3㎖くらいなので、シリンジをわざわざ買わなくても大丈夫です。

評価は1点から5点までありますが、3点なのか4点なのかだけを気を付けてください。3点以下が良くありません。3点は何かというと、嚥下反射があり、ごくりと飲んだけど、むせる人です。不顕性誤嚥の影響で咳は出ないが、その後、湿性嗄声になってしまう人は3点以下と考えてよいです。詳しくは2点、1点を読んでください。4点は嚥下ありで呼吸良好です。

水飲みテストで大事なことは、水を入れてごくりと飲んだらむせるかむせないかチェックし、その後に声を出すように指示することです。その声ががらがらがらがらとなったら湿性嗄声ですが、その声がきれいでしたら呼吸は良好なので、4点以上でOKにしてください。この3点のところをよくチェックしてください。

● FT

さらにもう1つ、フードテスト（FT：Food Test）です。ゼリーかプリンのどちらかを使用し、同じように3㎖を口の中に入れてください。モグモグモグと咀嚼して、ゴクリと飲んだときに、むせたら×。そうではなくて、きちんと飲めたら○ということですから、やはり3点は良くありません。

フードテストと水飲みテストは同じようですが、1つだけ違うのは、ごくんと飲んで平気でも、飲み込んだ後に口の中を見ることです。ゼリーが舌の上にしっかり残ってる人がいますから、飲みきれているか確認してください。そういう場合は、口腔内残留中等度として3点にします。つまりピックアップしてください。送り込めていないという証拠ですから。

水飲みに関しては送り込めない人はいません。もしくは、こぼしてしまうかどっちかです。フー

ドテストに関しては、口の中に残留したまま、飲みましたみたいな顔をしてる人がいるからです。ですからきちんと口の中をチェックしてください。

　もし嚥下が気になる方は、この3つのテストを患者さんで指示がわかる人でしたら、1回やってみてください。それである程度引っ掛かってくる人がいたらチェックしておいたほうがよいです。食事を診てみようということにもつながりますし、あまりひどい場合は、VFかVEを行ってもらっても悪くはないでしょう。

スクリーニングテスト

誰がやってもよいので、少しでも導入しましょう！

① RSST　反復唾液嚥下法

(Repetitive Saliva Swallowing Test)*
誤嚥有無のスクリーニング

- 30秒間に何回嚥下できるかをみる
- 3回/30秒未満では異常とされている嚥下障害患者では嚥下の繰り返し間隔が延長すると報告されている

＊認知症患者さんには使えない
＊嚥下障害じゃない方も拾うし、嚥下障害の方も必ずしも引っかかってこない

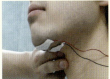

小口和代、才藤栄一他：2000.

② 改訂水飲みテスト（MWST）

冷水3mlを口腔底に注ぎ嚥下を命じる

※嚥下後反復嚥下を2回行わせる
評価基準が4点以上なら最大2施行繰り返す最も悪い場合を評点とする

- 評価基準
① 嚥下なし、and/orむせる and/or 呼吸切迫
② 嚥下あり、呼吸切迫（Silent Aspirationの疑い）
③ 嚥下あり、むせる and／or 湿性嗄声
④ 嚥下あり、呼吸良好、むせない
⑤ ④に加え、追加嚥下運動が30秒以内に2回可能

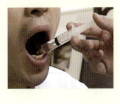

③ 食物テスト（FT）

茶さじ1杯のプリンを舌背前部に置き食べさせる

※嚥下後反復嚥下を2回行わせる　評価基準が4点以上なら最大2施行繰り返す　最も悪い場合を評点とする

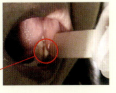

口腔内残留

- 評価基準
① 嚥下なし、and／orむせる and／or 呼吸切迫
② 嚥下あり、呼吸切迫（Silent Aspirationの疑い）
③ 嚥下あり、むせる and／or 湿性嗄声、and／or 口腔内残留中等度
④ 嚥下あり、呼吸良好、むせない
⑤ ④に加え、追加嚥下運動が30秒以内に2回可能

④ 咳テスト（CT）

- 目的
  ・気道の防御反応を反映
  ・不顕性誤嚥のスクリーニング法
- 方法
  ・1％濃度のクエン酸生理食塩水溶液を使用
  ・ネブライザーより噴霧し、鼻栓をした患者に口から呼吸をさせる
  ・吸入時間は1分間、咳が5回の出現にて咳ありと判定

＊注意：喘息の既往のある患者には行わない！

図3-11　スクリーニングテスト（戸原　玄先生による）

● 咳テスト

　咳テスト（CT：Cough test）は筆箱ぐらいサイズのネブライザーを使います。そこに1％クエン酸溶液を中に入れます。ネブライザーは煙になって出てきます。それを鼻からではなく、口から吸わせます。8割がたの人は、咳が出ます。　咳テストは、咳が出るか出ないかのチェックです。咳が出ない人は、不顕性誤嚥の可能性があります。これは費用がかかるので一般的にみんな使ってくださいといえませんが、病院に勤めている方などは簡単にできますので、行ってみてください。

　以上4つのスクリーニングテストを覚えてください。1つだけやるのは禁忌です。1つだけ行って、たまたま水飲みテストでむせたからといって嚥下障害にしないでください。組み合わせて行いましょう。

【設問1】

　主訴：流涎（よだれ）がすごいので何とかしてほしいということでした。

　食物形態は、刻み食を食べています。

　4つのスクリーニングテストをしました。RSSTは0回。飲めないのか飲まないのかよくわかりませんが30秒間1回も飲みませんでした。水飲みテストは4点でセーフ。フードテストもセーフ。咳テストをやってみたら咳が出ました。セーフです。そして問診で、最近発熱とかありましたかと聞くと、熱は出していませんということでした。

　この患者さんに不顕性誤嚥か、誤嚥しているという疑いをかけますか？　この方は大丈夫だと思いますか？　では一体、流涎はなんだったのでしょう。

　これはこういう捉え方してください。唾液はうまく飲みこめないが、食事の誤嚥はなさそうとしてください。おそらくこの方は、唾液を飲むのが著しく苦手です。ですから、飲むとむせることがあり、いつ唾液が落ちてくるかわからないからむせるので、習慣的によだれになってしまったという考え方です。

　しかし、食べ物が来たときはしっかり食物を認識して飲み込めるので、食事中の誤嚥というのはあまり心配しなくてよいといえます。

　一番誤嚥しやすいのは、温度的にいうと36.5°ぐらいの食べ物です。体温と同じぐらいのものが一番識別しづらいのです。一番飲みやすくて誤嚥しづらいのは、4℃ぐらいの冷たいゼリーです。喉の中で識別できるもののほうがしっかり物があると認識できるということです。

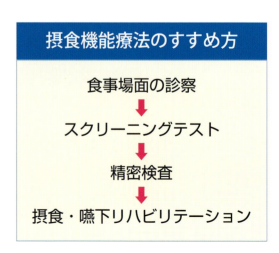

第Ⅲ章　食事を診る

　基本的に喉が弱ると、何も食べてないときにむせる人が増えます。一番典型的なのは夜間誤嚥です。夜中にむせることです。夜中に何回唾液を飲んでるか、寝ているから数えられません。また、通常むせて起きることはありません。不随意運動で自然と唾液を飲んでいます。

　ところが、高齢者の方はその反射が鈍いので、夜中に唾液で誤嚥している方が多いです。この方は唾液誤嚥があるから、怖くて流涎になっていて、それでも食事中にはむせたりはしないので、発熱もなく、咳テストも良好で、フードテストも問題なく、水飲みテストもOKなのです。

【設問2】

　主訴：頻繁にむせているので何とかしてほしいということでした。

　食物形態はミキサー食です。比較的負荷の低い物です。

　4つのスクリーニングテストをしました。RSSTは3回でセーフです。MWST、水飲みテストは3点で嗄声でした。これが大事です。3点ということは、むせるか、湿性嗄声になるかです。3mℓの水で嗄声って書いてありましたので、この患者さんは多分ガラガラ声になってしまったようです。次は、フードテストですが、問題ありませんでした。咳テストは咳が出ませんでした。そして、時々、発熱があります。

　RSSTの3とMWST3、FT4とこれを合わせて臨床症状考えたときに、この患者さんをどう解釈しますか？

　RSSTは3回なので大丈夫と考えます。なぜRSSTは3回なのだろうかと考えます。

　この方は恐らく、嚥下反射は起きるのでしょう。しかし、その一部はむせない不顕性誤嚥である可能性があるので、むせにはつながってこないのです。水を飲ませると咳がなくてガラガラ声になってしまうのです。それが原因で時々発熱してると思われます。

　一見それなりに飲めていそうですが、不顕性誤嚥の可能性が高く、誤嚥の疑いが強いです。RSSTは3回もできますから、スムーズに飲んでいそうですが、内側では咳のない誤嚥を起こしている可能性がありますので、きちんとチェックしてください。

　さあ、こうしてふるい分けをできるようになりました。ふるい分けの結果見つかったこの方たちにこそ何かしてあげなければなりません。歯科衛生士は、患者さんが肺炎で亡くなったら困りますので誤嚥していそう、大丈夫そう、では済まされません。

　熱発してそれを目の当たりにしてるにも関わらず、無視はできません。ましてや、むせない誤嚥（サイレントアスピレーション）はすごく怖いことは事実です。そういう人は精密検査での場面にあげていきましょう。ですから私は、この流れを重視しています。

55

第IV章 摂食嚥下機能の精査

VFとVE

　食事の診察をまず最初にして、姿勢と食べ物、食べ方を見てくださいと述べました。次に、前述したスクリーニングテストを行います。それでピックアップされてきた人にはVF、VEを行っていきましょう。

　摂食機能療法、嚥下評価というと、「とりあえずVFかVEやりましょう」となってしまうことが多いですが、違います。我々地域医療をやってる人間や特に歯科衛生士は、食事場面の診察、スクリーニングテストの2つが大事です。

　ようやくここに来たのです。よく見て、改善できるのであればここで終わらせてしまいます。改善できないのであれば、RSSTと、水飲みテストとフードテストを行います。

　そして、ピックアップされて問題だと思った人をVE、VFの段階に上げていきます。

　VFとVEについて説明します。VFというのは、レントゲンを使っているので、患者さんを病院へ搬送しなければなりません。VEは搬送しなくてもどこでもできます。VFとVEの一番の違いは、装置を持ち運べるか、持ち運べないかです。

　これが絶対的な違いです。誤嚥の検出はほぼ一緒です。ですから、使い分けというのは、持ち運びできるか、持ち運べないかでよいと思います。

　もう1つ専門的なことをいいますと、食道期障害があった人は、VEではあまりよく分かりません。VFは食道まで下げて診ることができるので、食道期障害を疑った場合はVFが適切だと思います。また、姿勢を整えてセーフティゾーンを見ようと思うときは、VFのほうがやりやすいと思います。VEだと鼻に入ったりして、動かしづらかったりもしますので、どちらでもよい環境であれば私はVFを実施します。しかし、私

摂食・嚥下障害の精査法

VF（嚥下造影）

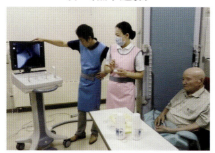

図4-1　VFの風景

VE（嚥下内視鏡）

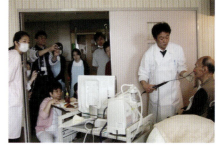

図4-2　VEの風景

は今は開業医なので、VFをなかなか実地できません。それで搬送するというのはおかしな話なので、VEがほとんどです。

VF（嚥下造影）検査

　VFについて紹介しますと、これも前述した北海道の病院でしっかりとしたVFがありますので、レントゲン技師の方を4人つけて行っています。そして看護師さんも参加して、管理栄養士さんに主になってもらい、バリウムを混ぜてもらって、家族と一緒に画像を見ます。実はこれが大事です。一緒に見ることを供覧といいますが、VE、VFは基本的には供覧しなくてはあまり意味がありません。

　嚥下に関わる器官は、簡単に説明すると、図4-3の赤い線をたどって、呼吸するときは、空気は鼻から鼻腔を通って、軟口蓋の上を通って、体の前側にある器官を通ってスウハア、スウハアという動きをしています。

　一方、食べ物はというと、図の緑の線をたどって、口に入って、舌の上に載って、舌が挙上して喉に送られて、軟口蓋の下を通って反対側に図の赤線を交差させて、背中側の食道に送り込んでいます。

　嚥下と呼吸は密接な関わりがあるといいました。わずか0.8秒ぐらいで飲み切るその動作のところに、わざわざこのような交差現象が起きているので誤嚥しやすいのです。呼吸側と嚥下側で交差しています。ですから、一瞬の0.8秒の間に、この全ての器官が協調運動を果たさなければ嚥下というのは成り立たないわけです。

　脳梗塞やパーキンソン病、神経疾患などでどこかの器官が動かなくなると、その協調運動が一

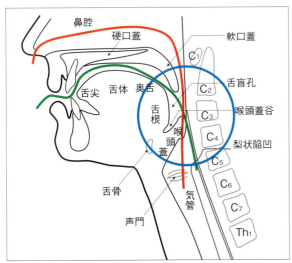

図4-3 嚥下にかかわる器官
（「嚥下障害の臨床」日本嚥下障害臨床研究会監修より改変）

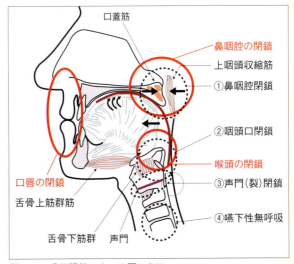

図4-4 嚥下機能のキーは圧にあり
（「摂食嚥下の生理」山田好秋より改変）

気にばらばらになるので、誤嚥すると覚えてください。一部を治してもなかなか治らないので、食べる訓練をすることのほうが大事になります。

　嚥下するときに私がすごく大事だと思うのは、閉鎖です（図4-4）。どこかが閉じなければ、どこかに出ていってしまうからです。最初に口の中に食べ物入れたときに、最初に閉鎖するのはどこでしょうか。口唇がまず閉じます。閉じた結果、舌が食べ物をぐうっと上に押し上げるので、食べ物は、喉の奥に行きます。

　ここでもう一度、どこかが閉鎖しなければなりません。鼻咽腔閉鎖です。鼻咽が閉じなれば食べ物や水分が鼻に行ってしまいます。結果食塊にすごく圧力がかかりました。閉じられて、行き場所がないので喉の下に行きます。

　ここでどこが閉じるでしょうか。喉頭蓋が閉じます。喉頭蓋まで閉じて、ここに最大の圧力がかかった食べ物が、もう行き場所がないと思って、圧力が溜まったところに食道の入口だけが開くようにできているのです。ですから、その部分に対してマックスに力がかかった食べ物が、一気に食道のほうに行くのが嚥下反射です。大体0.8秒くらいが正常です。

　ですから、圧力で高まったときに、圧力が緩んだところへ飲食物は行くので、嚥下機能のキーは、実は圧にあります。圧力が緩む人は、嚥下機能が弱まります。その原因の1つは、筋力低下による。どこかしらの閉鎖不全です。

　ですから、だらしがなく何となくよだれが垂れるような人は口輪筋が閉じてない人で、嚥下が弱いかもしれません。"パッパッパッ"といえない人や、ほっぺたを膨らませられない人は、鼻から空気が抜けてしまっていて、発音できません。軟口蓋挙上不全です。こういった方は嚥下が弱いかもしれません。要は"閉鎖"ということを念頭に置いて考えてください。

　誤嚥には3種類あります。嚥下前誤嚥、嚥下中誤嚥、嚥下後誤嚥です。すなわち、嚥下反射が起こる前に起こる誤嚥と、嚥下中に誤嚥してしまうケースと、嚥下後にゆっくりと誤嚥するケー

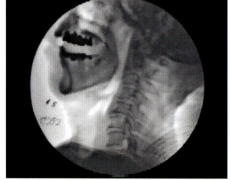

図4-5

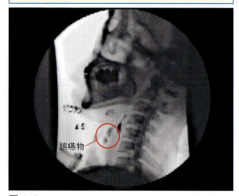

図4-6

スです。

図4-6の方は、嚥下の、前、中、後、どのタイプでしょうか。

この方は、喉頭挙上を1回もしてないので、嚥下反射は起きていません。

これは嚥下前になります。一番症状の重いケースです。なぜならば、嚥下反射のときは、この舌骨が上がってから下がるといいました。反射がない内に誤嚥する嚥下前誤嚥なのです。

嚥下反射も起きてないのに誤嚥するというのは、かなり重度です。嚥下中誤嚥は後述しますが、嚥下したときに、誤嚥する人。これは嚥下中誤嚥で、割と多いタイプです。

嚥下後誤嚥も多いタイプです。喉が引き締まらないことによって、喉のこの辺りに食残が残ってしまう、いわゆる咽頭残留した人は、その後、寝たりした後に、残留した物が誤嚥して、食後むせになります。

図4-7a, bの方は、実は次の週に胃瘻のオペの予定が入ってる患者さんでしたが、激しい不顕性誤嚥を認めました。消化器科の先生からもう食べるのやめたほうがいいですといわれたのです

精査の結果の伝え方（例）

「現在の状態で座って普通の物を召し上がってる時は残念ながら誤嚥してますが、45°仰臥頚部前屈位の姿勢なら誤嚥しませんので、当面はこの姿勢で食べていきましょう！」

図4-6　精査の結果の伝え方

「どうしても胃瘻はイヤなんです……」
胃瘻手術は中止！

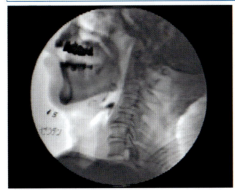
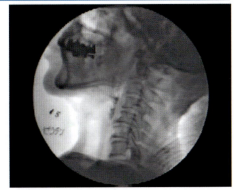

図4-7a　60°仰臥位頚部前屈位　　　図4-7b　45°仰臥頚部前屈位
（武原　格先生ご提供）　　　　　　（武原　格先生ご提供）

が、本人は胃瘻がいやで、誤嚥してでも食べていきたいという希望でした。それで、わらをもすがる気持ちで検査を受けに来たといった経緯でした。

それに対して私が「これをご覧ください、反射もなく誤嚥してます。最悪のケースです。残念でした」というわけにもいきせん。そこから私の勝負です。レントゲンには被曝量がありますから、ある一定時間内に撮影しなければなりません。この方に対してどう処置するかです。

この患者さんには少しリクライニングの姿勢をとることにしました。食道は体の後ろ側にあって、気管は体の前側にあります。飲食物が重力の影響で背中側のほうに寄るわけです。気管は体の前側にありますから、そちらに食べ物が急にジャンプアップしません。食べ物が背中を伝ってきたのが、飛んで行くわけではないので、少し体を倒しますが、顎は引く状態にしました。

仰臥頸部部前屈位といいますが、まず60°でやってみました。嚥下中誤嚥と嚥下後誤嚥をしました。しかし、座位よりはよい状態でした。もう少し倒して、45°までにした結果、かろうじて誤嚥しなくなりました。

では、このようなとき、この方に対してどうしたらよいでしょうか。私は消化器科の先生にすぐ電話して、胃瘻のオペを中止にしてもらいました。「45°に対して頭を引けば、この方はまだ食べられることがわかったので、胃瘻の手術は中止にしてください」と伝えました。現在は、座っている場合では誤嚥しますが、45°傾斜頸部前屈位、仰臥といういい方をしますが、45°仰臥頸部前屈位なら大丈夫ですから食べましょう（図 4-7a, b）、となります。

VE（嚥下内視鏡）検査

VE、VF は誤嚥を検出するためだけの検査ではありません。検出はしますが、見つけてその原

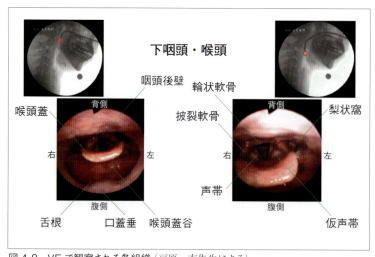

図 4-8　VE で観察される各組織（戸原　玄先生による）

因を説明するとかではなく、極端にいえばその上で「どういう風に食べていきましょう」がいいたくて行っていると思ってください。

仮に誤嚥をしていたとしても、まずは誤嚥しないセーフティーゾーンを見つけてあげることが大事です。"セーフティーなポジショニングをとる"といういい方をします。胃瘻になってしまうのが嫌な患者さんがほとんどなのです。

誤嚥イコール禁食ではありません。検査を行うときに、極端に食べるか食べないかを診るような「誤嚥しているので、禁食です」というようなことは、あり得ません。

この検証も全部やった上で食べられない人は稀に出てきますが、臨床経験上、全く食べられない人は本当に少ないです。何か食べられます。ですから、もし皆さんがVF、VEに立ち会う機会があったら、「誤嚥を見つける検査をしましょう」などといわないでください。私は内視鏡検査の段階に進むとき、「誤嚥は結果的にわかりますが、今のうちに嚥下機能をある程度診ておいて、今一番適切な対応を決めましょう」といいます。そのために検査があるのです。イメージとしては、VE検査で誤嚥を見つけましょうといわないほうがよいのです。これは微妙なところで違います。

図4-8はVEで見る場所です。

VEに関しては3つのことが見えるといっています。自浄機能、つまり、汚れてるか、汚れてないかがわかります（**図4-9, 10**）。これがVFと違うところです。この方の場合は、緑色の痰がみえます。非常に汚れていて、食べている人はこんな状態でいることはあり得ませんから、喉を見ただけで、この人は経口摂取をしていない人だとわかる

① 自浄機能に対する評価ができる！
口を知って、喉を知るべし！　喉を知ったら、口を知るべし！

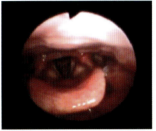
図4-9　きれいな喉

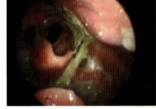
図410　気管のまわりにはり付く痰

② 咀嚼機能に対する評価ができる！

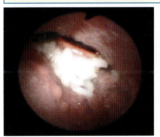
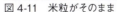
図4-11　米粒がそのまま

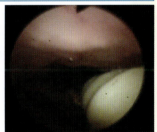
図4-12　マカロニがそのまま

③ 嚥下機能に対する評価ができる！
内視鏡でなければ分からない

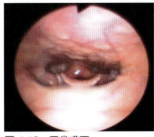
図4-13　正常嚥下

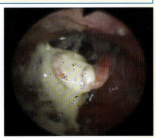
図4-14　不顕性誤嚥

ぐらいです。

これを見た歯科衛生士は、何をしたらよいでしょうか。吸引器を借りて痰を除去するというのは違います。口腔ケアです。口と喉が分離されてるわけではないですし、喉のわずか 10 cm 程上に見える場所が口というだけです。

この方は口の中に唾液がたくさんあります。痰をしっかり取って、うがいや舌の汚れのふき取りなどをしているうちに、喉の汚れが次第になくなっていきます。

要は、口を知って喉を知るべしです。口の中が汚れている人は、喉もこれだけ汚れている可能性があるということを、頭にインプットしてください。そしてもし喉を見てこういう人がいたら、口に戻るべしです。喉を知ったらまた口へ戻るべしです。われわれは口腔の専門家です。ですから、口にかなりのヒントがあると思ってください。汚れに関しては自浄機能を見れます。内視鏡の目的の 1 つです。

次に咀嚼機能です。先程述べた、咬断、粉砕、臼磨、混合といった 4 つの咀嚼レベルを、VE は飲み込む一歩手前のところで見ることができます。ですから誤嚥しているかどうかの前に、咀嚼能力が見えます。

例えばこの図 4-11 の患者さんは、白米を食べると喉につっかかるという患者さんでした。お粥のほうがよいのではないかと思いながら VE をしてみます。ごっくんと飲んだときに、ホワイトアウトで落ちてきて、喉頭蓋谷というところに米粒がそのまま落ちてきてるのがわかります。全く米を咀嚼できていない状態です。これは送り込んだのではなくて落下してきたのです。

ずっとこのままですから、引っかかるのは当然です。本人が頑張って飲んでるうちに、何となく無くなっています。しかし、これが理由で、食事時間がとてもかかっていることは問題です。ですからこの方にお粥を提供すると、しっかり飲めます。誤嚥はしていません。咀嚼ができていないのがみえます。

この図 4-12 の患者さんは口腔癌術後の患者さんで、50 代の方で職場復帰しています。舌癌で舌の半側切除されて、舌が全く動きません。先程述べた図 4-11 の患者さんと同じです。しかし、認知症ではありません。

お昼ご飯にお弁当のおかずを指でつかんで、喉奥のほうにぐっと入れて、自分で押して、反射を引き起こして飲んでいるのだそうです。マカロニがそのまま喉に落ちていきます。この喉頭蓋が向こう側に反転して、恐らく食道の入り口が開いて、マカロニがそのまま縦に入っていったのでしょう。ちょっと一歩ずれたら、マカロニはすとんと気管に入る。要するに、丸飲みです。

図 4-13 は、牛乳を飲むところを診ました。正常嚥下をしますが、この方は実は胃瘻の患者さんで、3 年ぶりに牛乳を飲みました。気管から声を出させていて、牛乳は出てきません。声を出していてきれいです。ですから、この方は牛乳を飲めます。今まで何も飲んでなかったのは、おかしい！というような結果でした。

次に、3食ごはんを食べている方が外来に来ました。肺炎を繰り返すのでVEを見たら、ヨーグルトが気管の中と、喉頭蓋を通り超えて、声門に入り、声門を越えて静かに誤嚥をしています（図4-14）。不顕性誤嚥です。これを奥さんと2人で見ていて、奥さんが目を真ん丸くして、「あんた、何やってたのよ、今まで」といっていました。こんな誤嚥しているとは夢にも思わなかったわけです。「うるさい」とおっしゃっていましたが、その声もガラガラでした。

ですから声を出させることは大事です。臨床に結び付けましょう。不顕性誤嚥している人は、VEをやらないとわからないといわれてますが、声を出させてあげるのもひとつです。声を出して、むせないけど声を出させたら、結構「ゴエェェェェ」と鳴ってる人がいます。また、それがきっかけでむせてくる人もいます。

声出しの臨床応用をしなくてはいけません。不顕性誤嚥の確認は、咳テストやVEがなくてもある程度できるといういい方をしましょう。食事中に声がきれいだったら、大体大丈夫です。

今まで内視鏡の話はしませんでしたが、一定以上段取りを経てピックアップされてきた人は、内視鏡でなければわからないというところが確かにあります。そうでなければ最初から内視鏡をやりません。内視鏡は痛くないですか、とよく聞かれますので実演をしました。ほとんどの患者さんは大なり小なり認知症状があります。痛いというよりは、恐らく怖いだけという部分をデモでご紹介します。

VEの実際

基本的にVEのファイバーは、詳しく説明すると、下鼻道というところを通していくのが一番広くてスムーズですが、これも人によって違います。先程の被験者は割と細いほうでした。それで下鼻道が駄目だったので、中鼻道に1回戻して入れているんです。それもファイバーをやっているところを診るとすれば、この先が粘膜にくっついたときに白くなります。ですからホワイト

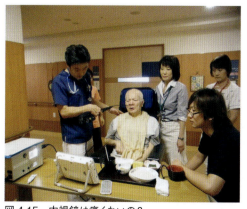

図4-15 内視鏡は痛くないの？

目的は明確に

機能を評価する前に…

「お粥じゃなくてご飯は食べられないの？」
「この方に本当にペースト食が合ってるの？」
「この方のトロミはどのくらいがいいの？」
「本当は好きなものならむせないんじゃない？」

アウトをするわけです。

　そういうふうに、鼻に通ってるときにやけに画像が白くなって、そのときに歯科医師や歯科衛生士が「ちょっと我慢してください」というのはおかしいのです。粘膜に当たっていますから痛いわけで、我慢してというのは、違うと思います。この方たちは我慢などできません。高齢者の方がうわあっとなるのは、痛いのではなく怖いのです。防御反応です。鼻腔を通すときにすごく痛がったりとか、鼻血出るとか聞きますが、そういう検査はあり得ないですから、やってはいけません。歯科医師はやはり、徹底した技術習得をしなければならないと思っています。

　本当にひどい人は全く飲めません。うどんが食べられない人です。うどんが嚥下反射を起こしつつも喉に落ちていきます。嚥下反射起こしましたが、全く消えません。窒息してしまうのではないかと思うくらいです。それで、脇から入っていったのです。しかし、入っていって苦しがっています。入っていたのがまた出てきたりしています。入って、また出てきて、また入って、また出てきてを繰り返します。

　この原因は何かといいますと、食道入口部開大不全といって、輪状咽頭筋という食道の開くところが開きません。ですから通りません。基本的にはペースト粥などは食べられています。ですから、うどんは諦めてくださいといいました。本人も一緒にこの内視鏡を見ていたので、うどんは無理だと本人もいっていました。そういうふうに画像で見せることは理解にもつながります。

　なぜ痛い、痛くないの話するかといいますと、極端なことをいうと、内視鏡を見れば大変わかりやすいので、とりあえず内視鏡をやってしまおうという風潮があるからです。その流れは防いでいかなければなりません。

　訪問診療を受ける高齢者は「今からちょっとだけツンとしますよ」といって、我慢できる人たちではなく、今自分がどういう状況に置かれてるかわからない人たちがほとんどです。その人たちに対してファイバーを入れるのに、目的が明確になっていなくて取りあえず見てみようというのは、最悪です。ファイバーをやるときは、例えば、ペースト粥を食べているが、どうしてもお粥が食べたいとか、トロミはこんなにつけなければいけないのかなど、明確な理由がある場合に行っています。

　例えば、先生が来たから取りあえず診てもらいましょうといってやることになって、本当はその患者さんは、ご飯が食べたいのにお粥が出てる方で、いつもどおりのお粥だけが置いてあるんです。一見すると、ちゃんと用意してくれてるように思うかもしれませんけが、私からいわせれば、こんなに我慢していただいて内視鏡をやって、「お粥大丈夫ですね」となって、肝心なご飯は食べられますかというときに「すみません、忘れてました」というのはあってはならないことです。後から厨房にご飯を取りに行くようではいけません。その間ずっと内視鏡を鼻に入れて待たせているのは失礼です。ですから、歯科医や歯科衛生士側も目的を明確にしてください。介護側や依頼する側がするべきですが、こちらも目的を明確にしてからでないと進んではいけません。

ですから、私はこういう言葉が好きです。例えば「お粥ではなくてご飯が食べられませんか」という依頼です。「取りあえず先生、喉に異常がありますか」という形では VE はではしたく。多かれ少なかれ異常はあるでしょう。目的が明確であれば、お粥とご飯が用意されていないということはありません。「この方にはペースト食が出ていますが、そもそも本当にペーストが合っているんでしょうか」「昔からペースト食で送られてきてるからペースト食になっていますが、あれから 5 年ぐらいペースト食を食べています。随分元気ですが、これでよいのでしょうか」という感じが望ましいです。

この方のトロミはどのぐらいがいいのですか？ もよいです。トロミといっても、いろんな性状のものがあります。昔、施設に行ったときに、危ないのでトロミを付けましたといって、見せてくださいといってひっくり返したら、落ちてこないぐらいのトロミが付いていることがありました。「そんなにしてしまったら窒息しますよ」というようなことでした。

あとは、本当は好きなものならむせないのではないか、ということもあります。「大体のものにむせるんです、日本酒以外は」という人もいますから。本当によく聞きます。青汁はむせるけれど、ビールは大丈夫とか。これも科学的に証明されているのですが、好きなものを食べるときには、ある脳内分泌物が出されていて、それが分泌されているときは機能がうまく動きます。神経伝達物質が影響するのです。ですから、驚いた顔をされますが「いいですよ、日本酒以外はトロミつけてください」といいます。実際にファイバーで見ると誤嚥していないです、といいたいです。

こうやって目的がしっかりしてるものに対して、10 分も 15 分もファイバーを入れているなどということはあり得ません。異物を入れられて、食べろといわれたら、いつもよりも食べにくいはずです。大体そこを換算して考えなければいけないのに、15 分も 20 分も検査されて、食べられない、駄目だとか、禁食などといわれたら、納得できない話だと思います。私はここは非常に配慮すべきところだと考えて、VE の乱用があまり進まないほうがよいと思っています。精査の考え方の問題です。

一貫していっているように、検査には段取りがあります。外部評価があり、スクリーニングがあって、精査があって、その精査も目的を明確にして進めなければなりません。

図 4-16 は、研修医 2 人にファイバーの使い方がうまくなれるように実習をしている様子です。被験者を交互にやっています。もし仮にこれが患者さんだとして誤嚥を見つけたとき、彼はこういうでしょう。「誤嚥してます」と。そして、患者さんはなんていうと思いますか？

「それで？」です。

それで？ に対して答えが出ないから、彼はもう一回何をいうかというと、「ですから誤嚥してます」といいます。

もういい加減、またかで、「それで？」となります。

こっちもいい加減、「ですから誤嚥です」となります。

あえてコミカルに表現していますが、実際には結構見かけます。なぜだと思いますか。我々医科系の人間は、悪いものを見つけるとそれを治したいからです。基本的に治癒（ケア）の教育を受けているからなのです。しかし、"介護が求めているのは治癒よりもケア（サポート）なのです。ですが、精査をした後は、その結果に基づいて現場でどうすればよいかという具体的な提示をする事が最大の目的といえます。

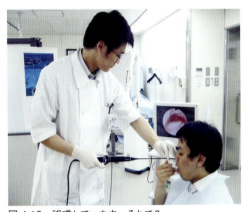
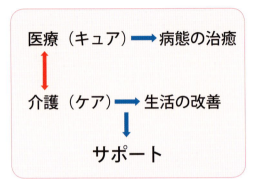

図 4-16　誤嚥しています。それで？

第IV章　摂食嚥下の精査

第Ⅴ章 摂食機能療法

まず現状の改善を

医療の目的とはそもそも何かというと、病態の治癒です。どうしても医療は治したいという性質がありますが、介護はこの治癒を一度諦めて、生活をしていかなければならない人たちに対する支援が目的なのです。すなわち生活の改善です。

医療の目的は治癒（キュア）であり、介護の目的は改善（サポート）と、異なるのです。

介護の概念は分かりづらいと思います。医療ですと、例えば嚥下障害を見つけて、舌の挙上不全を見つけたら、舌の機能訓練をします。しかし、介護側に機能訓練を指示しても、仕事が1つ増えて、誰かが面倒になるわけです。さらに、明日、明後日に良くなるわけではありません。そこに向き合うよりも、現状の改善のほうを優先したほうがよいと思います。

ですから、先程VFで45°に倒して食べられて胃瘻のオペを中止にした方には、リハビリは一切していません。倒すという代償的アプローチをしただけです。45度傾斜によって胃瘻オペを中止にしたわけです。生活の改善を優先したのであって、治癒は優先していません。あの段階で、開口訓練が必要だとか、頚部のストレッチが必要だと現場に落としていたら、あの患者さんは胃瘻のオペになってしまいます。医療の目的と介護の目的がそもそも違うので、そこを両者が理解する必要性があります。介護が求めるのはここだと思ったら、やり方が変わってきます。まずは現状改善するということを優先します。

ちなみに、先程の胃瘻のオペになる予定だった患者さんは、VFのときに45°に倒して、顎を引きました。そうすると、やれば分かりますが、自分で食べられなくなります。自分では手元が見えません。60°までなら見えます。ですからなるべく60°にしたかったので60°でやってみましたが駄目でしたから、45°に倒しました。

そうすると、奥さんが全介者になったのです。そのご夫婦は仲が良かったのですが、亭主関白的なところがあって、患者さんはそれが嫌だったのです。ですから、胃瘻のオペが中止になったときは、私の手を取って涙を流して、「先生、神様だよ」といわれ、その日は神様になったんです。

しかし翌月に行ってみたら、もう神様ではなくてただの歯科医でした。なぜかというと、その患者さんが、「先生、先月はありがとう。でも、これ45°で妻に全介助ですよね。これはいつまで続くんですか。これどうにかしてくれませんか？」はい、来た！という感じです。「今、いいましたね。良くなりたいですか。良い手があります。

手足にリハビリがあるのと同じように、口や喉にもリハビリがあるのを知ってますか？」と、そこではじめてリハビリが始まるわけなのです。その方は明確な目的があるから、現状改善した後に訓練という定義に乗るわけです。目的がはっきりしているし、自分でなりたいので一生懸命やってくれます。

次に、何が悪いのか、喉のどこが悪いのか、喉のどこの筋肉が悪いのかが分からないと、どんなリハビリを選択してよいか分からないので、リハビリというのは難しいのです。とりあえずリハビリを覚えたいといいますが、なかなか難しいです。どこが悪くて、何がどこの筋肉で、舌骨上筋群なのか舌骨下筋群なのか。もしくは咽頭筋の収縮能力が悪いのか、空気漏れなのか、呼吸なのか。どこが悪いか分からなかったら何の訓練を出すのでしょうか。

少し話がそれましたが、私は現状改善が優先で、そしてそれから訓練なんだというのがいいたいわけです。

症状に応じたリハビリテーションを

アイスマッサージ、声門閉鎖訓練の Pushing Exercise、喉頭ストレッチなど、頭部挙上訓練、喉頭ストレッチ等たくさんあります（図 5-1a～e）。例えば呼吸筋のストレッチは、前述したよ

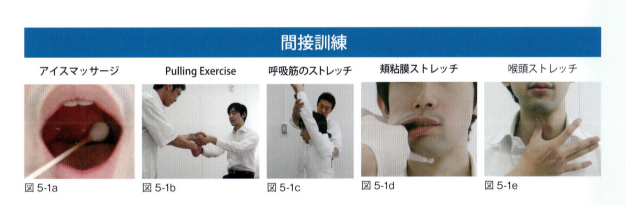

図 5-2

うに呼吸を深くするための訓練です。呼吸を深くしてむせを減らす訓練や咳を強くする訓練です。胸が伸びるから、いっぱい空気が吸えるので咳が強くなるというような考え方をしてください。

　図5-2の図「間接訓練の適用例」は独自で作りましたが、分かりづらくなるので左側には舌拳上不全とか、頬粘膜のモダイオラスの低下とか、舌骨上筋群の機能低下とか、軟口蓋拳上不全などの言葉を一切載せていません。左側にはあくまでも臨床症状です。それに対して適切な訓練を右側に示しました。現場の生の訴えに対して適切な訓練を出すための表です。これを覚えてください。

● 食事中むせが多い

　まず、食事中にむせが多い人に考えられるのは、1つは舌骨上筋群の筋力低下だと思います。それを改善させるのが頭部拳上訓練という頭を上げて喉の筋力を強化する訓練です。食事中にむせが起きたらこの頭部拳上訓練をすることが多いです。

　頭部拳上訓練は寝た状態で頭だけを上げて、あしのつま先を見て30秒保持します。

　また最近よくいわれているのは、開口訓練です。頭部拳上訓練法は寝なくてはいけないので、行うのにはもっと手軽に最大開口して10秒保持するやりかたをすすめています。しっかりと、舌骨上筋群の筋トレをします。次は、甲状軟骨の周りに付いている筋肉のストレッチです。

　喉頭のストレッチ（**図5-1e**)は知っていますか？　むせこみが強い場合は、喉仏が上がって下がる能力が弱く、喉仏の周囲にある筋肉が硬いのです。硬いと上がりません。リハビリは基本的には筋トレとストレッチが対になります。
つまり、むせが多い人には喉の筋トレとして頭部拳上訓練、ストレッチとして喉頭ストレッチということになります。

　喉頭ストレッチは、喉仏の甲状軟骨の両脇のところに指を当てます。これを左右にゴリッというまでやります。そうすると、喉頭を拳上させたくなるという性質があります。ストレッチの意味合いもありますが、実際に嚥下したくなります。

● 喉がゴロゴロする

　次に、喉がゴロゴロするというのは、むせと少し違います。ゴロゴロするというのは唾液を飲みきれなかったり、声帯の部分に唾液が溜まるからです。比較的声がガラガラとした感じで、いがらっぽかったりするような人は結構多いですが、そういう人は、声帯の閉鎖が少し弱い人です。健常な人は、笑うと声帯がぱちぱちぱちと手を打ったように開いたり閉じたりになります。そういった人は声門閉鎖力は強いのです。

　このように咳がいつもガラガラしている人には、息をこらえる訓練です。教科書的にPushing Exerciseは、壁に向かって足を肩幅くらいに広げて壁を両手でグッと押します。ものを押すときに、

声を勢いよく出すときに、声帯がギュウッと閉じています。高齢者の人は、フッとできませんので手を引っ張るのが一番よいと思います。Pushing Execise はやりづらいですから、Pulling というのをやっています。　相手が歯を食いしばって、立ってもいいです。この状態で両手を持って引っ張って、相手もしっかり引っ張ってください（図 5-1b）。親子で運動会とかで綱引きをやりますが、あのときは全員、声帯が閉じています。

いわゆる Pushing Exercise というのは、喉がゴロゴロする人に声帯閉鎖が必要でやるのであって、例えば口に溜めこむといっている人に対して Pushing を実施するのは、的が外れてます。

● 咳がうまくできない

咳がうまくできない人は何が悪いのでしょうか。咳がうまくできないというのは、食事中にむせがあるわけではないが、時々、咳が弱い人がいます。どういう咳をするか知ってますか？　咳には 2 種類あります。それも実習します。

要するに空気が十分に吸えていないと弱い咳になります。今この状態で、空気を一切吸わずにマックスの咳をしろといわれたら、「エヘン、エヘン」という軽めの咳ができます。しかし、思いっきりやれといわれたら、まず最初に大きく息をすって「エッヘン！」となります。このまま息を吸わないで、エヘンというのは弱い咳です。次に思いっきり息を吸って、咳をしてください。

咳の力は呼吸から来ています。ですから、咳が弱い人は、胸部ストレッチや Blowing といって、先程手を組んで挙げたやり方をします。また、コップに水を入れてストローで吸うのではなくて、ブクブクします。これが弱い人は 3 秒ぐらいしかできません。もしくはできない人もいます。ブクブッブとか、ブクで終わってしまいます。そういった訓練を地道にやります。

これを、むせが多いといってる人に、Blowing を、この間講演でやっていたから取りあえずやりましょうというのは、違います。

診断もできていないです。咳がうまくできないから意味があって、胸部ストレッチをしています。意味があって Blowing をしています。

呼吸理学療法というのにも話が発展していきます。PT にお願いしなければできないスクイージング（圧迫排痰）などの方法につながっていきます。

咳がうまく出せず、肺の下のほうに唾液とか痰が溜まっていますから、寝た状態で PT が上に乗ってやります。息を吐くときに、両手でしっかりと胸を絞り込むように押して、肺の容積変化と気流の変動に合わせて痰の排出を促します。そこまで歯科がやることはないと思いますが、知っていることは大事です。ですから私はそういう場合、絶対的にスクイージングしてほしいなと思ったら、ケアマネージャーさんに伝えて訪問 PT にやってもらったりします。

口に溜めこむという臨床症状に、頭部拳上訓練をやってもあまり意味がありません。これはリハビリテーション医学ですから、原因と方法論がずれているものは医学ではありません。口に溜

めこむというのは、なぜ溜めこむのでしょうか。実演したように舌が動かなくなったときに溜め込みました。ですから舌機能訓練が必要になるのです。「パタカラ、パンダノタカラモノ」などの発音訓練です。

加えて、以前よく紹介されていたアイスマッサージです。これはどこに当てるのでしょうか。

軟口蓋の辺りに、口蓋筋のところに冷たい綿棒で1、2、3でゴックンとするのです。しかし、「アイスマッサージをやったら、患者さんがオエッてなる」といわれました。軟口蓋に最初から感覚がある方にはアイスマッサージはいらないのです。舌機能訓練のパタカラは、むせが多い人には直結しません。

例えば、この**図5-3**は何をやってると思いますか？ 遊んでいるように見えますが、これも立派な医療行為です。この方は重度の嚥下障害で、軟口蓋拳上が悪いです。軟口蓋が全然上がらず飲むたびに鼻から漏れてきます。先程の内視鏡でいうと、「パッパッパッパッ」といっても軟口蓋が上がってきません。軟口蓋は気管への入口に蓋をして、飲食物が鼻のほうにいかないようにするためのものです。しかし、ご飯をむせながら食べています。息子さんが在宅で介護しているのですが、せめて軟口蓋拳上訓練ぐらいはやっていただきたいのですが、認知症もあるので、頬をぼっと膨らませて1日30秒やって下さいといっても続かないので、このようにゲームのようにしているのです。これは、たまたま思いついたのですが、ティッシュの上にペットボトルの蓋を置いて、フッって息を吹き込むと動くので、サッカーゲームみたなことをやっています。そういうふうにリハビリは工夫してみてください。

以前講演をした際に理由がなければリハビリの意味がないといったので、「介護予防教室で、ボランティアで施設に行って、パタカラ嚥下体操をやっているのですが、先生の話を聞いたら意味がないんじゃないかと思うようになりました」という方がいましたが、介護予防は話が別です。回復してきた人に対しては、医学ですからリハビリテーション医学を導入するのには理由づけが

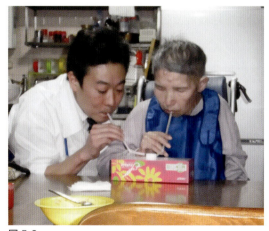

図5-3

大事です。しかし、もともと予防群になってる人たちを一斉に集めてみんなでやることは、意味があることなのです。中には意外といると思います。「私たちやってることが違う」といい始める人がいますが、予防はしてよいのです。足踏み体操もみんなできていても、介護予防として行うことに意義があります。

摂食嚥下の5期に対応した訓練

摂食嚥下のステージのおさらいです。

最初に、食べ物を認識する認知期です。

次に、咀嚼をする準備期です。

3つ目が口腔期です。口腔期は口の中に食べ物が咀嚼されて喉に送りこむ時期だと思ってください。口から喉に運ぶ時期です。舌不動嚥下（p.49）で体験したように舌が動かなくなると運べ

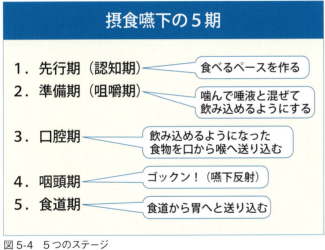

図5-4 5つのステージ

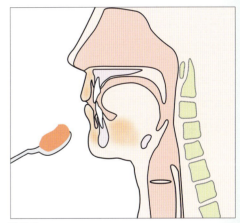

図5-5

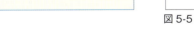

図5-6

なかったのは、皆さんに口腔期障害をつくったのです。

咽頭期は誤嚥や窒息を起こす場所です。

食道期は食べた後吐いてしまったり、逆流性食道炎などです。

認知期、咀嚼期、口腔期、咽頭期、食道期、その中で一体どこが障害になっているのかという考え方も大切です。

認知をして、食べ物が口の中に来て、舌が上がって、咀嚼期（準備期）です。そして送りこむのが口腔期で、咽頭期で気管のふたが閉じて、食道期です。認知をしました、咀嚼をする時期がありました、食べ物を喉に送りこむ時期がありました、喉で気管と食道に分けて誤嚥しないようにする時期がありました、そして食道の時期があるというのが5期です。この5期を分けてあげると、5期に応じた対応の仕方があります。

実際の症例

●食べている人の例

まず食べている人の例です（図5-7）。82歳男性、脳出血、全粥、極刻み、トロミ水をご自身で食べています。ですが、とてもむせていて食事にならないので見てくださいということでした。結構重度な方でしたので、内視鏡を行ないました。まず、すごく唾液が多いの分かりました。しかし全く飲めていません。ブドウのゼリーを食べてもらって、それが落ちてきます。つるんとブドウのゼリーが喉頭蓋谷に落下してきます。これでも全然飲みきれなくて、そうこうしていくうちに唾液と一緒にずるんと声門上腔に落ちていきます。声門にまだありますが、ここをよく見てると吸い込まれて誤嚥していきます。この方はこの後、むせにむせて大変です。しかし、介護し

実際の症例

（例1）　**食べている人**（写真なし）

82歳男性
脳出血（左片麻痺）
全粥・極刻み・トロミ水を自立摂取
食事中のむせが頻繁なので検査をお願いします

↓

唾液誤嚥を認めます
全粥・極刻み・ゼリーにて誤嚥を認めます
一度経管栄養で栄養改善してから
再評価して再度経口摂取を試みましょう！

（例2）　**食べていない人**

85歳女性
脳出血（左片麻痺）
「胃瘻になって3年半

↓

以来、口からは何も食べていませんが、何か少しでも口から食べることは可能でしょうか？」

↓

安全な食材をお楽しみ程度に
1日数口食べられること

図5-7

ている人は「いつものことです」といいます。

　これに対して、前述したように姿勢と食べ物、食べ方、いろいろ工夫しても一切駄目でした。この方は完全に飲めない。そして、見た感じも痩せてて青白くて、ウウ、ウウッと苦しそうです。その状態でも特養にいますから、食べなければいけないから、職員さんたちも悩んでいます。この人に私は、一応この段階で、食べる権利を奪ったといい方はいい過ぎかもしれませんが、「食べてはいけません」といいました。この状態で食介はやめて、栄養改善のために入院をしましょうとして、私は紹介状を書いて、鼻腔栄養にしてもらいました。その結果、この方は1カ月半後に病院から帰ってきて、今現在、普通にご飯を食べています。

　結局、どういうことかいいますと、これは、歯科が栄養を見る瞬間です。しかし、経口摂取困難で確かに肺炎にはなっています。しかし、あれだけ食べられていなくて、あれだけ誤嚥していたら、とても栄養はとれていない、低栄養だというところに目を付けます。低栄養な人というのは、パワーが出ません。ですので、全身の機能が弱っていて嚥下機能だけが良くなるはずがないのです。そこはさすがに、アルブミン値とかトータルタンパク値等の基準値を知っておいて、診たときにあまりに低栄養であれば、適切に歯科医が判断することも大切です。低栄養を認識したので、私は鼻腔栄養で体全体が元気になることを、この方に関しては選択しました。

　そして、ここからが大事です。割と胃瘻をしたらもう"食べられない人"と判で押されたような感じになってしまいます。しかし、そうではなくて、元気になったのですから、再度評価することが大事なわけです。元気になって食べられないままではなく、せっかく元気になったのだから、もう一回食べることにトライしようということです。もう一度食べるための胃瘻という概念です。ですから、元気になった方は、もう一回評価をします。

　歯科が栄養を見なければいけないというのは、大事なのですが、胃瘻とか経鼻になった人を、もう一度食べられる可能性があると思って、引っ張ってくることも大事です。ですから前述の、うがいができた人に5口のゼリーを食べてもらったのも、私がピックアップした理由はそれです。この人は食べられると思ったからです。再度食べることへの飽くなき挑戦をしていくことです。それが大切です。

● 食べていない人の例

　食べていない人の例です（**図 5-8a ～ d**）。85歳の女性、脳出血。胃瘻の方です。胃瘻になってから3年間、口から全く食べていません。それは3年前、主治医の先生に食べないでくださいといわれたからです。それから主治医の先生とは会っていません。少しでも口から食べることは可能ですかということでした。「今現在、口から何も食べていない」私はこれをいわゆるProblemリストとして挙げました。なにか少し口から食べること。ではゴール設定をするとしたら、3食経口摂取のはずはないです。

この人のゴールはちゃんと決めなければいけないです。この人の場合は、1日数口、お楽しみ程度に食べられることがゴールでしょう。3食経口摂取ではなくて。そうしたら、やることはおのずと決まってきます。Planを決めましょうとなります。

　この3Stepの考え方、Problem、Goal、Plan。これが常に大事です。これがブレていたら、恐らく失敗します。

　Planは図5-9に示します。在宅で見ていました。このような在宅で全体像見て。必要があったからVEで、ゼリーがどのぐらい食べれるかどうかを、月1のケアマネージャーさんと週2のヘルパーさんをお呼びして、みんなで見ました。娘さんが腕組んで見ています。

　そしてこの結果、この方はゼリー3口ぐらいが食べられることが分かりました。しかし、この状態で私がゼリー3口をあげに毎日来ることはできませんので、誰かに落とさなければなりません。誰に落としたらよいでしょうか。ケアマネージャーさん？　ヘルパーさん？　違います、娘さんです。

　でもこの娘さんが江戸っ子で、「先生さ、分かったから大体。四の五のいわないで私がやるよ」みたいな雰囲気でした。「はい、ゼリー貸して」みたいな。3年半も何も食べてないのに、この勢いちょっと怖いなと思いましたが、やはり娘さんにやってもらうのが一番良いのでやり方を伝えました。

　徹底指導をしたら、この娘さん勢いの割に慎重な方で、「ゼリーはこのぐらいなんじゃない？　先生」「このぐらいの大きさだよね」「はい、じゃあ、これ、お母ちゃんお口開けて」「はい、ごっくん。はい、もう1回ごっくん。ああって声出して。OK。じゃあ、もう1回ごっくん。はい。3口まででもう終わりだからね」「先生がそういってんだからさ」みたいな。そんな感じだったものですから、どんどん上手になって、とてもよい訓練効果が出ました。

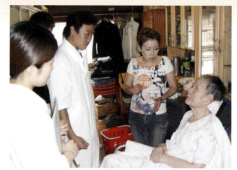
図5-8a　摂取状況の診察

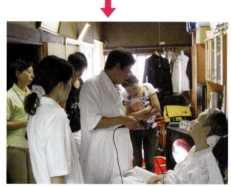
図5-8b　嚥下内視鏡検査

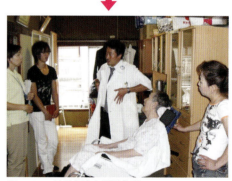
図5-8c　結果報告と訓練指導

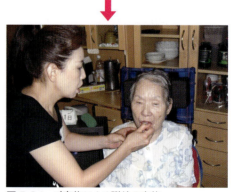
図5-8d　ご家族による訓練の実施

結果、どうなったかというと、最初は遷延性意識障害で、寝たきりみたいな感じだったのです。ところが、本当にいろんなことをやっていくうちに、少しずつ状況が良くなってきたので、こわごわですがゼリーを差し上げました。すると3口ぐらいが本当に飲めて「おお」の声があがったわけです。その後、やはり食べると本当に変わってくるのです。

それが全てかは分かりませんが、5月ぐらいから、たどたどしいけれど発語が認められました。もともとこのようなケースでは発語がないと教科書に書いてあったのですが。しかし、声が出てきて指示がきくようになったので、デンチャーまで作ってしまいました。私はもともと義歯が本職でしたから、本来は作りたくてしょうがないのです。義歯を作って、そして7月の段階でその義歯を使って、ポタージュとかぼちゃのすりおろしたものと、お汁粉を、1日に必ず好きなタイミングで、好きなだけ食べるようになりました。

あとは、野菜も何もかも全部、胃瘻でトータルバランスは取れています。そして「好きなものだけこうやって食べて、楽しいわ」といって、義歯を入れてこんな感じになったら、胃瘻でも幸せではないでしょうか。こんなよいことはないと私は思います。これに関してはちょっと学びました。

このようなことは、この方だけではありませんでした。しばしばこういう方にこの後、巡り合うわけです。私はこれを十何年前に経験したときに、びっくりしてスライドを慌てて作りましたが、いいたいことは今も同じです。ですから、この患者さんに出会えてよかったと思います。

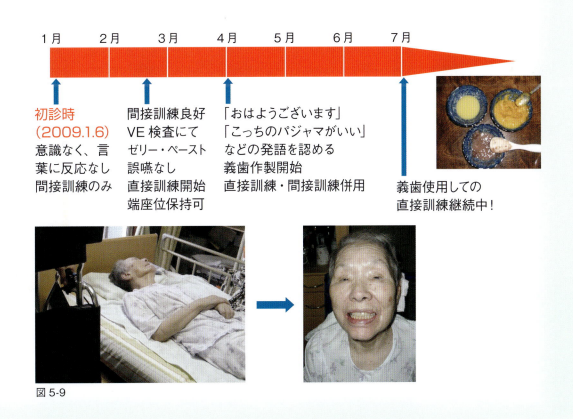

図5-9

結局この方は、6カ月の間にこれだけ変わって、介護をする方にもやりがいがどんどん出て、その後、亡くなりました。私が開業した年でしたので、7、8年ぐらい前に誤嚥性肺炎で亡くなりました。お線香上げに行ったら、ちゃんと歯が入っていてくれて。お棺の中をちょっと見させていただきましたが、歯が入るって素敵です。やはり歯医者の醍醐味です。全然違います。

　口腔ケアもしっかりしてもらっていたから口もきれいでした。誤嚥性肺炎で亡くなったことなど忘れてしまうくらい感謝されました。「最後のこの何年間かは、本当に充実した介護をおかげさまでさせてもらったわ」と娘さんがいっていました。

0と1の違い

　0か1かの違いは大きく違います。例えば、この方（図 5-10）が経鼻経管栄養で口から全く食べてなかったのに、年間に4回ほど肺炎で入院します。食べていないのに肺炎？　と、当時は私も思いましたが、違います。唾液を誤嚥してしまうのです。飲み込むことを忘れてしまうから。それで肺炎を起こしてるわけです。ですから口腔ケアはまず大事です。

　口腔ケアも大事なのですが、何よりもこれは何も食べていないことが原因です。喉が廃用を起こしてしまっているのです。食べなければ本当に食べられなくなってくるということです。

　ですから安全なゼリー10口が食べられることが分かってから、毎日10口の栄養のないゼリーですが、しっかり食べることによって、この方は肺炎を起さなくなった人の例です。誤嚥性肺炎は、要介護高齢者の死因の第1位だと述べました。その死因の第1位たるものを、予防できるものは一服の抗生剤ではなくて、10口のゼリーだったのです。これを恩師の植田教授は、命の one spoon というお言葉で表しています。ただし、この命の one spoon（図 5-10）は、両刃のやいばで、下手をすれば命を落とします。ですからセーフティーゾーンでなければいけません。この安全の枠の中で、練習をしっかり繰り返していくという点で、やはりこの辺は、専門的な介入がどうしても必要になってくると思います。

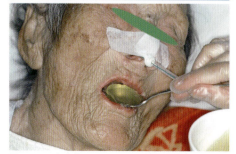

図 5-10　安全枠をみつけて、練習を繰り返す

ゴールの共有が大切

　成功例ばかり出すと信憑性に欠けますから、私は失敗例も出します。うまくいくときばかりとは限らないです。例えばどんなときか。大学にいた頃の話です（図5-11）。

　ケアマネージャーさんが私に電話してきました。「患者さんにはどうしても内視鏡検査が必要です」といわれました。誰が決めたのかなと思いました。それ、私が決めたいことなんだけど……、と今は思いますが「内視鏡を奥さまが拒否してらっしゃるんです」ともいわれました。では、やらないほうがよいのではないかと思ったのですが、当時私も若くて、まだよく分からない頃で、また内視鏡旋風の頃でした。しかし「私たちで説得したから先生お願いします」ということでした。私はちょっと変だなと思いましたが、「了解しました。もう一度、私のほうからも再度確認してから行うようにしますね」といって電話を切りました。

　当日、訪問診療に行きました。検査日です。まず最初、奥さまが「私の希望じゃないんです。鼻から入れるのはかわいそうじゃないかしら。主人はそういうこと大っ嫌いだったの」と始まるわけです。まずいぞと思ったのですが、ケアマネージャーさんが私の腕をぐいっと引っ張って、台所のほうに連れていかれて「先生、駄目。奥さんそんなこといってますけど、VEやってどんどん進めていかないと駄目ですから、先生、今日絶対やってください」というのです。今だったら

うまくいくときばかりとは限らない…　例えばどんなとき

依　頼

看護師：「患者さんにはどうしても内視鏡検査が必要ですが、奥様が拒否していらっしゃいます。私たちで説得したところなのでお願いします」

歯科衛生士：「了解いたしました。もう一度私のほうから再度確認してからにしますね」

検査日

奥　様：「私の希望ではないのです。鼻からいれるのはかわいそうじゃないかしら？」

看護師：「先生、今日中になんとかお願いいたします」

歯科衛生士：「できるだけ苦しくないようにやりますので頑張りましょうね」

検査修了後

奥　様：「検査の結果云々よりも、主人の同意も得ずにこんな検査をされたことが私は悔しいです」

看護師：「……」

歯科衛生士：「……」

歯科衛生士：「検査の結果だけはお伝えしますね…。誤嚥もなく、しっかり飲めてることが今日わかったんですよ。でも、悔しい思いをさせてしまって本当に申し訳なかったですねごめんなさいね」

奥　様：「主人のことを思ってやってくださっていることはわかってるんです……。ついつい感情的になってしまって、私の方こそ申し訳ございませんでした。
　これに懲りずに今後ともどうかよろしくお願いいたします…」

図5-11　どこに問題があったのか

やりませんが、そのときの私は「じゃあ、分かりました」となりました。

「できるだけ苦しくないようにやりますから、奥さま、申し訳ない。せっかく私も来たんで、見れるとこだけ見ましょうね」といって、やりました。

結果は良好なものでした。ところが、検査終了後、開口一番、奥さまは検査の結果うんぬんよりも、すでに泣いているのです。「主人の同意も得ずに、こんな検査をされたことが私は悔しい」これしかいわない。

しかし、「検査の結果だけはお伝えします。誤嚥もなくしっかり飲めてること、きょう分かったんですよ」と、これはいいました。

泣いてる奥さまの前で申し訳ないと思って謝りました。よく"簡単に謝るな"といわれますけど、こういうときは謝りましょう。「でも、悔しい思いをさせてしまって、本当に申し訳なかったですね。ごめんなさい」といいました。そしたら、奥さまも大人なのです。

「主人のことを思ってやってくださってることは分かってるんです。ついつい感情的になってしまって、私こそ申し訳ないです。これに懲りずに、今後ともどうかよろしくお願いいたします」のこの最後の2行の言葉に関しては、完璧に社交辞令でした。

この後、一切の介入を閉ざしてきました。何が悔しいかといって「嚥下はいいです。口腔ケアも全てやめてください」といわれました。これは問題です。この人にとって口腔ケアは非常に重要だったのです。先程の成功例と同じことをやってるのに全てが駄目になる。これは何が悪かったのでしょうか。

大事なことを忘れていたのです。"ゴール"を共有してなかったのです。奥さまとのゴールがばらばらでした。ケアマネージャーさんが目指してるところと、私が目指してるところ、家族が目指してるところが全然違っていたので、いいことをしてもマイナスに働くという恐ろしさがあります。

ゴール設定を間違えたら、これほど残念なものはありません。ずれてるとうまくいかないのでゴール共有は絶対的に大切です。大事です。ですから、最初のProbemを間違えると、Goalも間違えます。で、Goalを間違えたらPlanを間違えることになります。全てはこの3stepです。これをよくよく考えていただくのが、アドバンスに向かう1つの考え方だと思います。

> ## ゴールの共有化（コンセンサス）
> ### 短期的ゴールとは？　長期的ゴールとは？
> ### ずれているとうまくいきません

図 5-12　ゴールがバラバラだと失敗！

第Ⅴ章　摂食機能療法

第Ⅵ章　ケアにおける「心」の問題

認知症の方との接し方

ここからは心の話をします。

認知症の方との接し方は難しいとよくいわれていて、私も難しいと思いますが、共通したことがあります。そこで、これを会話で示します（図6-1）。

夜中の3時に認知症のお父さんから毎晩電話がかかってきます。夜中の3時に今から来てくれないかという内容です。実の息子が取ると、「おい、おやじ、今何時だと思ってるんだ」となり、朝までけんかになるそうです。ですからこの家のルールとしては、夜中の3時の電話はお嫁さんが出ることになっています。

そうするとお嫁さんはどういうかというと「今、夜中の3時ですからちょっと難しいかな」といいます。するとお父さんはなんというかというと、「そっちは夜中なのか、こっちは昼間なんだけどな」とくるわけです。それに対してお嫁さんは、「そうね、お父さんのところは昼間だけど、私のところは夜中ですから待っててくれるかしら。」こう返します。するとお父さんは、「そうか、それなら仕方がないな。暗いから気を付けてね。ありがとう。おやすみなさい」と電話は切れます。ものの10分ぐら

認知症の方との接し方

父　：「今からきてくれないか？」

嫁　：「うーん、今、夜中の3時だからちょっと厳しいかな」

父　：「そっちは夜中なのか？こっちは昼間だがな」

嫁　：「そうね。お父さんのところは昼間だけど、私のところは夜中だから待っててくれるかしら？」

父　：「そうか……。それなら仕方がないな……。暗いから気をつけてね」

嫁　：「ありがとう！　おやすみなさい」

否定していない！

患　者：「入れ歯から羽根の生えた虫がでてくるんだよ」

歯科医師：「そうなんですか。困っちゃいますよね」

患　者：「今日型をとった入れ歯は次回できてくるね？」

歯科医師：「いえ、4回で完成なのでお待ちくださいね」

患　者：「そりゃそうだよね。待つとするよ。しかし、入れ歯から虫がでてくるんだよね……」

歯科医師：「それはお困りですよね」

患　者：「ところで次回入れ歯ができてくるんだよね？」

歯科医師：「いえ、実はあと4回かかるんです。ごめんなさいね」

否定していない！

図6-1　認知症の方との接し方の見本

いでこの電話は解決されます。認知症なので1時間半ぐらいするとまたかかってきますが、朝までけんかよりはるかに良い対応をされていると思います。

歯科に置き換えましょう。患者さんから「入れ歯から羽の生えた虫が出てくるんだよ」といわれたら、どう返しますか？「どのくらいの虫が、何日ぐらい前から、どのタイミングで出てきますか」などと聞かないですよね。「そうなんですか、困っちゃいますよね」が正解です。

今日、型を取った入れ歯は「次のときにできてくるね」ともう何度も聞かれ、「あと4回かかります」と、既に何度もいってあるのです。それに対しては「いえ、4回で完成なのでお待ちくださいね」が正解です。「それはそうだよね、待つとするよ」となります。

しかし「入れ歯から虫が出てくるんだよね……」とまた来たらどうします？「それ、先程も聞いてたんですよ」とか、「先ほどもおっしゃってましたよね」というのではなく、「それはお困りですよね」「初めて聞きましたが」がよいのです。

「ところで、次回入れ歯ができてくるんだよね」とまた始まります。「いえ、実は初めていいますけど、4回かかるんです。分かりづらいですよね、なかなかねぇ」なんていうと、「いや、そうなんだよ」で終わります。これ、パッといっていますが、こちらもいろいろ時間の制限がある中でやっていくと意外に難しいのです。

この2つの会話の中に共通項が1つあります。この2人のやり方は"否定していない"だけなのです。例えば、今日は水曜日だっていわれ続けると、きょうはどうしても日曜日ですといいたくなるわけです。ですからそこは、ある程度流してよくて、決してばかにしてるわけではなく、"否定をしない"もしくは"追求しない"ということが大事です。否定されたりすると、認知症の方はそこから引っ込みつかなくなるので、この接し方は1つの有効なやり方なのかと思います。

ナチュナルステージ

「看取る歯科医療」という言葉を私はよく使っていた時期があります。どうしても訪問歯科診療やこの分野に携わっていると、人の死というものに遭遇することが多いです。ここが外来との最大の違いといえます。"終末期医療"とよくいわれますが、私は終末期とかターミナルケアというよりは、ナチュラルスコースとかナチュラルステージといった言葉のほうがしっくりきます。

例えば、お子さんがいらっしゃらない夫婦のケースです。ご主人を奥さまが献身的に介護されていました。男性は、58歳のときに重度くも膜下出血で倒れました。長年勤めてきた会社を60歳で辞めて、2人で旅行に行くのが夢で約束していたのに、こんなときに倒れちゃって、みたいな感じでしたが、でもすごく献身的なので、「奥さま素晴らしいですね、旦那さんに対する愛情がやっぱり深いんですね」と歯科衛生士がいったら、「愛情？ そんな甘いもんじゃないわよ、あなた」といわれました。「私は母も介護しているし、毎日が真剣勝負。戦いなの」「こんな大事な

ときに。これからゆっくりしようと思ってるのに。こんなタイミングで倒れちゃって、何やってんのよ」という感じでした。

　この患者さんは、すごく嚥下障害が著しく、主治医の先生にいつも来てもらっていました（**図6-2**）。本当に食べるのが大好きなのですが、全然食べられない患者さんでした。月1回評価をしてるんですが、毎月難しいのに「先生、これでお願いします」って用意してくる膳（**図6-3**）は写真のような豪華な食事です。百歩譲って、とろろとか卵はよいのですが、刺し身や海苔はやめてくださいといっていますし、揚げ句の果てに、ウイスキー水割りトロミなしまであるのですから。私への嫌がらせかと思うぐらいです。

　しかし、そんなはずはありません。嚥下評価のたびにこれが毎回なのです。介護されている奥様は認知症ではありません。しかし、どうしてもこれを出してくるんです。実はこれ、全部旦那さんが大好きだったものばかりです。私はこれを危険だからといってすべて駄目出しできないのです。なぜかというと、愛情じゃないと奥様はいってましたが、間違いなくこれは愛情だからです。こういうところに現されてきます。

　これに対して、これは駄目、海苔は外せ、ウイスキーや水割り駄目というのが指導ではありません。これを取ってしまったら、介護に活力がなくなり、張り合いがなくなることのほうが怖いです。多分この方は、本当は禁食に近いのです。しかし私は、毎月「基本的にお刺身はたたいてネギトロぐらいにしましょうね、のりは外してくださいね」とはいいます。でもウイスキーはお好きでしょうし、多少の誤嚥はあっても、トロミをちょっと付けてくださいという対応をしています。結局、ある程度良しとして、帰ってくる帰りの道すがら、突如私は怖くなってきたりするのです。

　もうちょっと辛口で評価するべきだったかな、情にほだされすぎてやしないか、これで亡くなったりしたら、あるいは私に責任の一端があるかななどというようなことを毎回思うわけです。前述したように、セーフティと楽しみです。安全と楽しみは常に均衡しています。これがよい例です。このウイスキー1杯、このトロを切ってるときに、奥様は恐らく介護を感じているのではないか

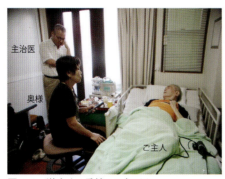

図6-2　潜在する愛情への気づき

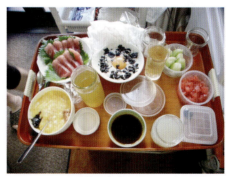

図6-3　これも愛情。安全をとるか、生き甲斐をとるか

と思います。その結果、食べられないとしても出すのですから、といったような奥様の心情に我々が思いをはせていきます。この分野はその思いに寄り添いながら進めるので、そういう意味では難しい局面もあります。

介護する人のケアも

　介護苦を理由にした自殺者は2010年で317人だったそうです。317人の介護者です。介護をされている本人ではなく、介護をしている人が自殺をしたのが317人は多いと思いました。どうしてこのような話をするかというと、訪問で歯科衛生士が単独で、ケアに行ってもらっていた例をあげます。この方は胃瘻になってから7年たっても、歯がたくさんあるのですが、口から一切食べてないのです。息子1人でお母さんを介護しています。そこに衛生士が1人で行きます。そうすると、その息子さんがいつも介護に一生懸命で、歯科衛生士が毎週行くと、話に花が咲くのです。下手すると「きょうはケアが2分ぐらいしかできなくて、あと残りの25分話して帰ってきました」とかいわれますが、それはそれでよいと思っています。

　その方には他に家族もいなくて、一人息子で、独身です。そうやって1対1で介護していたのですが、結果、亡くなりました。7年間の胃瘻を介助しながらおむつ交換したりすることを、95歳で亡くなるまで男手1人で介護してきたのです。

　我々がお線香をあげに行ったときに「本当によくやりきりましたね」といったら、息子さんがぼそっと「そんなにきれいな介護じゃなかったですよ。はっきりいって。毎日やってると煮詰まってきて、おむつ交換してあげようものなら、唾吐かれたりいろいろ罵声を浴びさせられたりすると、思わずそのお尻をペンってたたいてしまった夜もあるし、罵声を浴びせられれば、こっちも本当の思いの丈を全部お母さんにぶつけてしまう夜もあって、そんなときは最愛の母親に対して自分はこんなことしかできないのかと反省をしたときに、鶴を1羽折ることにしてたんです」それはお母さんへの償いの気持だったのでしょう。

　我々も前から千羽鶴があったのは気付いてたのです。本当にまめな人で、お尻をたたいてしまった日の夜、1人で思い悩んで、申し訳ないの気持ちを込めて千鶴1個折っていたのでしょう。その鶴はどんどん大きくなっていって、7年間の間に大きな千羽鶴になってしまったとおっしゃっていました。その千羽鶴の写真があったらもっと感動的なんですけれども、ありません。

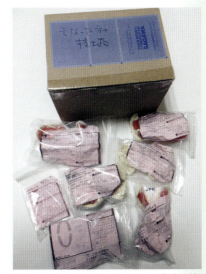

図6-4　セット前に亡くなっていた方達の技工物

なぜなら、お母さまが亡くなくなったときに、胸元にその千羽鶴を置いて、向こうに送り出したんだとおっしゃっていました。「母は許してくれたかなあ。小さいときに自分がいじめられてもいつも家の前で待っててくれたこの母を、私は最後の最後まで見たかった。でも、もうちょっとだけ生きていてほしかっただけの胃瘻が、7年も生きるとは思わなかったんだよ」と、こんなふうにいっていました。

　恐らく、他に打ち明ける人もいないし、家族もいなければ、思い悩むこともたくさんあった7年間だったのでしょう。話を聞いてると、少し間違えればあの317人の中のうちの1人になっていてもおかしくなかったんじゃないかとすら思うときがあります。しかし「週1回、歯科衛生士さんが来ることを楽しみにしていました」とおしゃっていました。その時間に少し話ができることで、この2、3年に関しては「心が楽になる部分がたくさんあって、本当にありがとうございました」という話でした。

　私は月1回しか行っていなくて衛生士が毎週行っているのです。その辺りが、ただケアをしに行くだけではないなと、強く感じる部分です。決してこういう方は少なくありません。千羽鶴に込められた亡き母への思いを拾いつつ、歯ブラシ1本持っていくところに本当の価値があるのだと思います。

結果ではなくプロセス

　講演をすると、嚥下障害の患者さんを見るのを怖くないですかと聞かれます。「誤嚥や窒息をしたらどうするんですか」と。私でもほとんどの方が誤嚥や低栄養で亡くなっていってると正直にいっています。それでも家族の方にせめられたりはしないのです。なぜなんだろうと思って、少し振り返ってみました。

　98歳のお母さまを1人で介護している娘さんに、全く食べられなくなったというだけの理由で呼ばれました（図6-5）。家に行くと、先週までご飯もりもり食べてたのに、お母さんがある時からぷつりと物を食べなくなってしまったと。これぐらいの年齢の方は、こういうことがよくあります。嚥下機能が悪いわけではありません。口腔ケアもされています。私はやることがありません。「でも先生何とかしてください、食べないんです」といわれました。正直いって、手も足も出ない。クリニックの裏だったから、呼ばれたら行くことにしていました。住まいが近いところにあったので個人携帯に頻繁にショートメールが来ていました。でも、行ってもやれることがありません。私も苦しいです。玄関先で「でも、お母さんは98歳という誰も経験したことのない年齢を到達して、今、食べる、食べないに関しては、娘さんがきっちりこうやってついていてくれて、娘さんがお母さんにしかできないこと、これだけをやってあげること自体が、自然な流れ、ナチュラルなステージなんですから、私は見ててすごいなって思いますよ」って。「肩を、力を

落とさないようにしてくださいね」といった感じでずっとやっていました。

　ある雪の降る日の朝、この家に往診に行く日だったと思いますが、娘さんからショートメールがありました。ショートメールにはこのように書かれていました「先生、お母さん、死んじゃった」。それ以降ショートメールはきませんでした。私もいつかはそういう日が来ると思っていましたが、ご自宅はたまたまクリニックの裏でしたので、クリニックの前に救急車が止まっていて、この救急車は紛れもなく彼女を迎えに来た救急車でした（図6-6）。これを見たときに、私は摂食嚥下の専門医だとかいって、食べられない人のところに行って、何にもしないで言葉の1つか2つ掛けるだけで、たどりついた結果が、死です。

　家族はどう思ってるかな、と気になっていましたがずっと連絡が来ません。ショートメールもそれから来ていませんでした。気になってしかたがなかったのですが、しばらく経って、長い手紙（図6-7）を頂いたことで、ようやく解消されました。

　「母の納骨、喉仏がしっかりした骨で、みんなびっくりでした。寺本先生はずっとお母さまは食べられるといっていましたね。長い手紙になってすみません。先生、本当に最後まで食べられる、飲める母でありがとうございました。母は幸福でした……ではなく幸福です。病院の食事ではなく、自宅で食べられました。感謝です。

　要するに、プロセスが大事なのです。結果は最悪たる死なのですが、その死を迎えるまでに、いかに一緒に考えてくれたか、一緒に悩んでくれたのか、向き合ってくれたのかということです。この死を迎えるまでのプロセスというところに、患者さんたちは価値観を持っているのです。ですから、向き合うというのは当たり前のことかもしれませんが、摂食嚥下にしても何でも、ご高齢になれば難しい時期が来ます。そのときに家族と同じ思いに立ってください。

　同じように涙を流すというのとは少し違います。家族の前で、医者が医者なりに、歯医者が歯

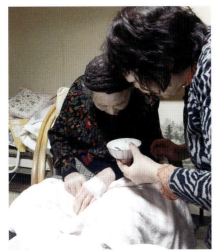

図6-5　「先生、なんとかしてください」

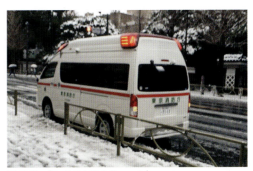

図6-6　「お母さん死んじゃった」

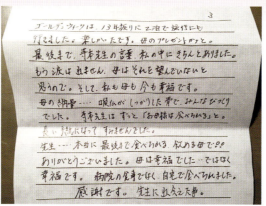

図6-7　ご家族からいただいた手紙

医者なりに、衛生士が衛生士なりに悩んでよいです。私たちも難しいと思うけれど、最善を尽くそうとします。私もちょっと分からない、でもこうしてみようか、ああしてみようかというプロセスがある限り、いざ患者さんが亡くなったり事故が起きたりしたときに、一緒になって考えてくれた人に対して、手のひらを返して、怒る人は、やはりいません。プロセスをしっかりすることの大事さを、この家族が教えてくれました。

例えば、脳梗塞の方が10人いれば、臨床症状もよく見れば10通りあります。そして、そこに性格とか食の道とか背景、バックグラウンドはこれもまた10人いれば10通りになってきます。三者三様のものがあるものに対して、こういうような嚥下障害の人はこうするとよいといった、ハウツー論というのはなかなかいえません。

ある歯科医の先生からメールで質問をされたのですが、「嚥下が悪いとトロミ食となってるんだけどどうなの、寺本先生」という質問でした。残念ながら、千差万別なものに対して方法論は語れません。誠心誠意向き合っていくことが最終的には一番大切なことだという、当たり前のことを最後に伝えたいです。

"聞く"という歯科医療

図6-8は北海道の療養型病院の患者さんです。この方は、癌で10日後に亡くなります。亡くなる一歩手前、ミトンをされていて、胃瘻を外され、点滴だけど点滴外してしまうから、暑いのにずっとミトンをされています。食べるのが大好きで、意識はしっかりしています。しかし誤嚥をするから禁食になっています。禁食で決まってるにも関わらず、嚥下回診の対象になぜか看護師さんがメンバーに入れてくるのです。私はつらくなります。「どうして私は食べられないの。私はもう死ぬのが分かってる。最後の最後、食べさせて。先生、食べさせる専門の先生でしょ」といわれます。

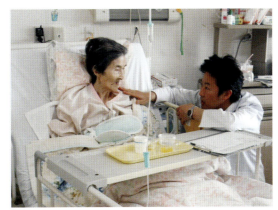
図6-8 「先生、食べさせて」

　しかし、ことに病院は難しいです。決まってることに対して、我々が入ってって食べさせようということは、在宅だったらしますが、病院ではできません。「そうですよね、苦しいですよね。でも、一応、決まりだしね。なかなか難しいんですよ」と30分ぐらい患者さんの話を聞きます。苦しい時間です。でも、それでもまた回診に上がってくるから、もう正直いい加減にしてほしいなと思っていました。

　この10日後にこの方亡くなりました。後日なぜ毎回、回診に挙がっていたのかを看護師さんが教えてくれたのですが、この方は、毎晩、ナースコールを押し、私にいったような内容を忙しいナースさんにとうとういい続ける毎日だったのが、私が30分話を聞くと、3日間ぐらいは、夜中に起きずに、ずっとぐっすり寝ていたそうです。

　ですから、思いを聞いてくれること、これは病める人にとって非常に重要なことで、そうか、私は何にもしてないけど、聞くっていう医療行為をしたのかもしれないなと思ったのです。まさに「聞くという歯科医療」これはありです。ですから、特に衛生士さんには患者さんはドクターよりいろんなことをいいやすいです。真っ向から聞きに行ってください。極端ですが、歯ブラシ1本持って話聞きに行こうくらいの感覚です。どうか、病める人の窓口、光になってください。

食べる、食べない、食べられないだけではなく

　100歳以上の方が6万人超える時代になりました。100歳を超すと東京都では銀杯が送られます（図6-9）。普段から早く死にたいとか、長生きし過ぎたといってるんですけど、銀杯が来たら出して、写真撮っていい感じでした。図6-10の方は106歳です。ご飯をしっかり食べています。ここに寺本先生見てくださいと呼ばれましたが、しばらくは見ていましたが、姿勢もいいし、食べ物も問題ないし、食べ方もよいし「何が問題なんですか」と聞いたら「先生、この方野菜を食べてくれないんです」と。どうでもよくありませんか？　もう全く的外れです。106年も生きて

実績のある人に対して栄養バランスとかはどうでもいいではないですか。そういうのが余計なおせっかいとなるわけです。

これまでお話させていただいたご高齢の方は、我々が感じたことのなかった、昔には考えられなかったような現象を、自分の身をもって教えてくれているという見方をしましょう（**図6-11,12**）。ですから難しいのです。前例にないことがあるのです。若い頃は、こんなことやってなんの意味があるのだろうと思っていましたが、やっていけばやはり少しずつ良くなってきます。

この認知症の方は快癒して、ご飯1食だけ食べられるようになって、そして教科書的には、こういうふうになってしまった人は文字も書けないし、自分の状況も分からないし、見当識障害があって遷延性意識障害になる、と書いてあったことが、全部覆されました。この方は、ありがとうなんていうメモを残して退院していったからです。ありがとうだなんて。いえいえ、こちらこそ、本当にありがとうございます。自らの身をもって、認知症とはこういうことよ、長寿社会の問題はこれよ、誤嚥とはこういうことなのよ、あなたたち勉強してといわれているようです。

やはり大切なことは、ここに登場してくれださった患者さん方は、患者さんである前に人生の大先輩であるということです（**図6-13**）。この大先輩であるというがゆえに、ボディータッチはあっても"頭なでなで"はないです。微妙なのですが「お口、ああんして」といったりしますが、あれは、厳密にいったらバツです。「ああんして」は、実は子どもに使う言葉です。「ああんして」というのではなくて「お口開けられますか？」とぐらいな感じにしてください。その気持ちが大事ですね。やはりリスペクトしていくことは非常に重要です。

それと、食べる、食べない、誤嚥する、誤嚥しない、そんなことだけではなくって、患者さんの性格、生き方、歴史、この辺りをしっかりと考えらえる、プロフェッショナルになっていただきたいと思います。なぜなら、前半で紹介した、全介助にして怒ってたおじいさんがいましたが、

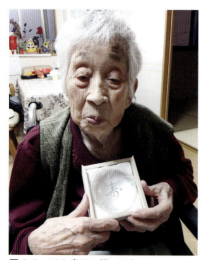

図6-9　100歳のお祝いです

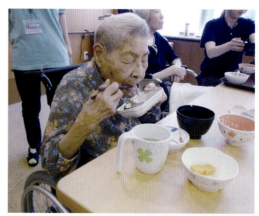

図6-10　106歳の方です

全介助にして不満なのは、あの方、要はペースが速いわけです。そうときは、あの方の職業を聞くのです。昔どんなでしたかと。昔から早食いでしたかという話です。あの方は、昭和の我々が知らない頃のあの高度成長期の大工さんだったのです。そして、あの当時、ものすごい数の建物を建てるという中で、悠長にお昼ご飯なんか食べられるような仕事ではなかったのです。それがあって、私たちの今の現代の日本がある。そこまで考えるかどうかは別としても、私はそう考えます。

その長い間の歴史をお持ちの方が今誤嚥しているからといって、ここの部分だけ切り取って、白衣を着た若い私が「食べるの速いからゆっくりね」などということ自体、そもそもおこがましいのです。きっと「もともとこうなんじゃい、俺は」みたいな部分があるのでしょう。しかも、いえないだけです。そこに思いをはせることによって、食べることに対してどう考えていくかということのほうがはるかに大切です。

「食の彩り」を最後まで

認知症ですから言葉が通じないとよくいわれています。否定しないという話もしました。しかし一番大切なことは、認知症の方は心のふれあいを通して、我々の心根をフィーリングで感じてるという部分です。理屈ではありません。

例えばフィーリングとはどういうことかといいますと、この人は優しそうな人だな、この人あったかいな、この人は敵かな、味方かな、この人、真剣かな、そうじゃないかなといった感性です。この辺りは、我々よりもよほど繊細です。ですから私たちは誠心誠意向き合うしかありません。赤ちゃんがそうではないでしょうか。赤ちゃんがお母さんの胸に抱かれると、確かに柔らかいしいつも慣れてるからかもしれないけど、お父さんに抱かれて同じようにやっても何か違うのです。お父さんだから泣いてるわけではありません。何か違うからです。ですから、五感とか感覚とい

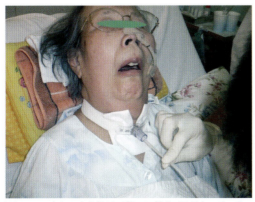

図 6-11 自らの身を投じて我々に教えてくださっている

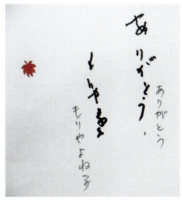

図 6-12 こちらこそ、ありがとうございます

う意味で、ご高齢の方も少し似てるところがります。一生懸命「お口開いていただいてよろしいですか」といって、そして開いてくださっら「ありがとうございます」といいましょう。普段こっちからありがとうございますなどといいませんが、ここは違います。認知症の方が一生懸命、状況把握ができない中でも、我々の気持が伝わってふわあっと口が開いたら、よく施設で「なんか魔法みたいですね」等といわれます。魔法などかけてはいません。はっきりいって慣れてるのと、一生懸命向き合ってるからです。向き合っていることを感じ取ってくださるからです。

ですから、私が強く思うのは、高齢の方が長い歴史をたどってきて、最後の終末期にちょっとむせるとか、ちょっと危ないとか、それは今クローズアップされていることの一部に過ぎません。しかし、最終的にご飯を食べることは、日本人においてはすごく価値観があることだと思います。

以前カナダに嚥下の勉強で留学したことがあります。留学はしましたが、全然勉強にならなかったのです。勉強にならなかった理由というのは、まず平均寿命が日本より短かったというのが1つ。もう1つは、食に対する日本人のこだわりです。「トロミのお茶、トロミの付いた味噌汁なんて味噌汁じゃない！」といって、ちゃぶ台をひっくり返すような文化が日本にはありますが、カナダではその辺が希薄でした。ですから、文化が違うということは、食文化が違っていて、それがすごく大きいものになります。特に日本は、世界最長寿国でありながら、食事に対する感覚や思いというのはやはり強いほうです。ですから、簡単にペーストにできなかったり、ウイスキーの水割りにトロミをつけにくいときがあり、余計に悩むのです。

要は、日本人ならではの"食の彩り"というものに、我々歯科界がもっと前面に台頭していくべきだと思います。

誤嚥を防ごう、窒息を予防しよう、ということだけではありません。食という生活の中での一番大切な彩りの部分に力を貸せるのは我々の分野です。

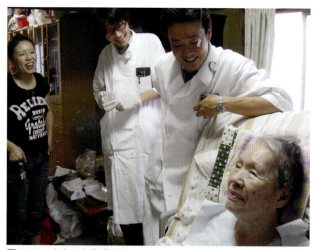

図6-13　人生の大先輩です

ですから、この部分に対して、歯ブラシ1本から始めてください。まずは行ってみてください
ということから述べてきました。ハウツー論もお話しましたが、最終的には"食べる"ということ
に対して、あるいは"食べられない人"に対して"どんな喜びをきっちりと提示できるか"です。
そのようなスタンスでこの分野をぜひ深めていっていただければ、と願いつつ筆を置きたいと思
います。

寺本　浩平（てらもと　こうへい）

【略　歴】
2000 年　日本大学歯学部卒業
2002 年　Toronto 大学歯学部留学（－ 2003 年）
2004 年　日本大学大学院歯学研究科修了（歯学博士取得）
2004 年　日本大学助手（摂食機能療法学講座）
2007 年　日本大学助教（摂食機能療法学講座）
2008 年　Toronto Rehab Institute 留学
2009 年　日本摂食・嚥下リハビリテーション学会認定士
2011 年　日本大学歯学部摂食機能療法学講座　兼任講師
2012 年　寺本歯科クリニック　院長
2013 年　医療法人社団 LSM 寺本内科歯科クリニック 理事長

【所属学会】
日本摂食嚥下リハビリテーション学会
日本静脈経腸栄養学会
日本老年歯科医学会

【著　書】
「誤嚥性肺炎で困らない本」寺本浩平・寺本民生／河出書房新社　2017

訪問歯科で威力を発揮する "食支援"
ー歯ブラシ１本から看取りの歯科医療までー

発　　　行　令和１年 11 月 25 日　第１版第１刷
著　　　者　寺本浩平
© IGAKU JOHO-SHA Ltd., 2019. Printed in Japan
発行者　若松明文
発行所　医学情報社
〒 113-0033 東京都文京区本郷 3-24-6
TEL 03-5684-6811　FAX 03-5684-6812

URL http://www. dentaltoday. co. jp

落丁・乱丁本はお取り替えいたします
禁無断転載・複写　ISBN978-4-903553-77-1